Peter Henningsen

Die neue Psychosomatik der Körperbeschwerden

Schmerzen, Schwindel,
Erschöpfung & Co. besser verstehen
und behandeln

Klett-Cotta

FSC www.fsc.org MIX Papier | Fördert gute Waldnutzung FSC® C083411

Klett-Cotta
www.klett-cotta.de
J. G. Cotta'sche Buchhandlung Nachfolger GmbH
Rotebühlstraße 77, 70178 Stuttgart
Fragen zur Produktsicherheit: produktsicherheit@klett-cotta.de

Cover: Jutta Herden, Stuttgart
Gesetzt von Eberl & Koesel Studio, Kempten
Gedruckt und gebunden von CPI – Clausen & Bosse, Leck
ISBN 978-3-608-98861-1
E-Book ISBN 978-3-608-12425-5
PDF-E-Book ISBN 978-3-608-20705-7

2. Nachdruck, 2026

Bibliografische Information der Deutschen Nationalbibliothek
Die Deutsche Nationalbibliothek verzeichnet diese Publikation in der Deutschen Nationalbibliografie; detaillierte bibliografische Daten sind im Internet über http://dnb.d-nb.de abrufbar.

Inhalt

Vorwort

Das Leiden an anhaltend belastenden Körperbeschwerden ist auch dann oft sehr ausgeprägt, wenn keine unmittelbar erklärende organische Erkrankung nachweisbar ist. Es ist häufig, wird aber vielfach übersehen. Die Probleme in der Diagnostik und Therapie der entsprechenden, oft als »schwierig« bezeichneten Patientinnen und Patienten sind schon lange bekannt.

Warum jetzt ein Büchlein, das sich diesem Thema und diesen Problemen widmet? Zwei Punkte sprechen dafür: Zum einen hat das Thema aktuell besondere Aufmerksamkeit erfahren: Schwere Erschöpfbarkeit, Luftnot und andere Beschwerden, die als „Long Covid Syndrom" beschrieben werden, gelten als großes unverstandenes Problem in der Folge der Pandemie. Zum anderen haben sich die Modelle, mit denen das Zusammenwirken von biologischen, psychologischen und auch sozialen Faktoren beim Zustandekommen solcher Beschwerden beschrieben werden, in den letzten Jahren enorm weiterentwickelt.

Zusammengenommen meine ich, dass es an der Zeit ist, das moderne Wissen über funktionelle Körperbeschwerden und den angemessenen Umgang damit auch über den Kreis derer hinaus zu verbreiten, die sich Tag für Tag um diese große Patientengruppe bemühen.

Mein Dank für große und hilfreiche Unterstützung beim Zustandekommen des Buchs und bei der Beschäftigung mit den dort angesprochenen Themen insgesamt geht zum einen an Christine Treml-Begemann von Klett-Cotta, zum anderen an meine Kollegin und Freundin Constanze Hausteiner-Wiehle und an meine Frau Celia Pirker.

München, im Herbst 2024
Peter Henningsen

KAPITEL 1

Eine kurze Einführung

Unsere Medizin ist in ihrem Selbstverständnis dafür da, Krankheiten des Menschen zu entdecken und zu behandeln. Etwas ausführlicher formuliert heißt das: Sie ist dafür da, akute oder auch chronische Krankheiten zu heilen oder zu lindern, die durch krankhafte Störungen der normalen Abläufe des Körpers entstehen: durch Entzündungen, krebsartige Wucherungen, Durchblutungsstörungen, vorzeitige Abbauerscheinungen oder auch durch Infektionen und Verletzungen. Diesen krankhaften Störungen liegen wiederum genetische, immunologische und Stoffwechselprozesse zugrunde, die es zu diagnostizieren und zu therapieren gilt. Zuständig fühlt sich die Medizin auch für den Bereich psychischer Krankheiten, bei denen krankhafte Störungen des Erlebens und Verhaltens zwar auch feststellbar sind, wenn auch die zumeist im Gehirn vermuteten Auslöser der Störung in den allermeisten Fällen (noch) unklar bleiben. Auf diesem Selbstverständnis der Medizin von »Krankheit classic« fußt das alltägliche Handeln von Ärztinnen und Ärzten in Praxen und Kliniken, aber auch die medizinische Forschung und die Ausbildung im Medizinstudium.

So klar und auf ersten Blick plausibel dieses medizinische Selbstverständnis auch ist, so problematisch ist es zugleich für einen großen Teil aller Patientinnen und Patienten. Diese, wir sprechen von mindestens 25% aller Menschen, die mit Beschwerden einen Hausarzt und dann später oft auch Fachärztinnen und Kliniken aufsuchen, erwarten sich damit von einer Medizin Hilfe, die diese auf der Basis des gerade umrissenen Selbstverständnisses gar nicht angemessen bieten kann. Denn was soll sie tun mit Menschen, die über stark und anhaltend belastende Körperbeschwerden berichten, über Schmerzen aller Art, Schwindel, Erschöpfung und viele andere Beschwerden, für die sich auch bei sorgfältiger Untersuchung keine eindeutigen krankhaften Körperstörungen, keine als ausreichende Ursache anzusehenden Veränderungen der genetischen, immunologischen oder Stoffwechselprozesse finden lassen und damit auch keine Ansatzpunkte für eine bei solchen Ursachen ansetzende Therapie? Diesen Menschen kann eine Medizin dieses Selbstverständnisses nicht wirklich gerecht werden, denn sie muss, sie kann gar nicht anders, als bei anhaltenden Körperbeschwerden eine zugrunde liegende krankhafte Störung von Körperprozessen anzunehmen. Wenn sie diese nicht finden kann, hat sie nicht nur kein therapeutisches Angebot, sie kommt auch fast nicht umhin anzunehmen, dass die geklagten Beschwerden so schlimm nicht sein können, denn sonst wäre ja eine wie immer geartete Störung im Körper zu finden.

Dieses Buch beschäftigt sich genau mit den Gesundheitsproblemen und Krankheiten dieser sehr großen Gruppe von Patienten und Patientinnen. Es geht, noch einmal gesagt, um das Leiden an belastenden, langanhaltenden und den Alltag und die Lebensqualität oft stark einschränkenden Körperbeschwerden ganz unterschiedlicher Art: Schmerzen von Kopf bis Fuß, Schwindel, Herz-Kreislauf- und Verdauungsbeschwerden, Gefühls- und Bewegungsstörungen und alles um Erschöpfung und Müdigkeit herum. Gelegentlich findet sich ein körperlicher Krankheitsfaktor wie eine Entzündung oder ein Tumor, der mitverantwortlich ist zumindest für den Beginn der Beschwerden, sehr oft aber auch nicht. Das Leiden der Patient:innen geht dann auch über das Körperleiden hinaus: Es geht um das Leiden an der unklaren Ursache der Beschwerden, am Gefühl fehlender Anerkennung des Leidens, an der Sorge, ein eingebildeter Kranker zu sein, an der Enttäuschung über die Ärzt:innen, die nicht weiterwissen und nicht weiterhelfen. Und es geht, nicht zuletzt, um das Leiden am veränderten Selbstbild: als krank, schwach, ohnmächtig und nicht in der Lage, selbst etwas ändern zu können an diesem Leid.

Das Problem ist in der Bevölkerung und in unserer Gesundheitsversorgung wie gesagt sehr häufig, das Leiden ist ebenso hoch wie die dadurch verursachten individuellen und gesellschaftlichen Kosten, durch die Behandlungen, die Arbeitsunfähigkeit, die Frühberentung. Seine große Häufigkeit ist aber den meisten nicht bekannt – das dürfte auch daran liegen, dass man das, was nicht ins Schema passt, nicht so gut wahrnimmt wie etwas, das zu den Vorerwartungen und zum

Schema passt, hier zum Schema von »Krankheit classic«. Das ist ein Schema, das mittlerweile nicht nur die Medizin prägt, sondern das auch tief in der Gesellschaft verankert ist. Das geradezu Tragische ist, dass auch die meisten Betroffenen nicht realisieren, dass sie Betroffene sind; sie halten sich für »ganz normal körperlich krank« und wollen das aus nachvollziehbaren Gründen auch viel lieber sein – auch dann noch, wenn Ärzt:innen mittlerweile anderer Meinung sind und die Ansicht äußern, dass sich keine Entzündung, kein Tumor, keine Gefäß- oder andere organische Erkrankung finden lässt, die die geklagten Beschwerden ausreichend erklären könnte. Ärzt:innen, die die Suche nach eindeutigen organischen Ursachen vorerst beendet oder ganz aufgegeben haben, können aber auch nicht auf einheitliche andere Diagnosen und Bezeichnungen für das beschriebene Leiden an Körperbeschwerden zurückgreifen – die Einschätzungen und Bezeichnungen variieren erheblich. Traditionell beliebt war und ist entsprechend dem obigen Selbstverständnis z.B. das Motto »Wenn es nichts Organisches ist, ist es etwas Psychisches«. Aber je nachdem, welche Beschwerde im Vordergrund steht, finden sich auch vielfältige andere Bezeichnungen wie Reizdarm-, Fibromyalgie- oder chronisches Erschöpfungssyndrom – oder Verlegenheitsbegriffe wie »vegetative Dystonie« oder »Wirbelsäulensyndrom«. Entsprechend zersplittert und unübersichtlich ist das Feld – und so wundert es nicht, dass die vorhandenen, eigentlich durchaus wirksamen Therapien die Betroffenen in der Mehrzahl gar nicht erst erreichen. Es gibt auch keine Lobby für diese große Gruppe Leidender – Betroffene selbst setzen sich, wenn überhaupt, in der Regel nicht für die eigene Gruppe derer ein, für die das Schema von "Krankheit classic" einfach nicht passt. Stattdessen geht es ihnen wie erwähnt paradoxerweise meist darum, möglichst gerade nicht zu dieser Gruppe zu gehören, sondern als »richtig körperlich Kranke« zu gelten. Damit wird auch von den Betroffenen selbst nicht um die Unterstützung nachgesucht, welche die eigene schwierige Lage verbessern könnte.

Dabei gäbe es viele Verbesserungen, die Betroffene und ihre Unterstützer:innen einfordern könnten – denn viele Aspekte ihres Leidens verweisen auf grundlegende, von den Betroffenen selbst in keiner Weise zu verantwortende Probleme und Defizite in Theorie und Praxis unserer gegenwärtigen Medizin und der Kultur, in die sie eingebettet ist. Diese haben auch viel mit dem skizzierten Selbstverständnis der Medizin zu tun. Das wurde schon vor über hundert Jahren erkannt; so wird vom Heidelberger Lehrstuhlinhaber für Innere Medizin Ludolf von Krehl (1861–1937) ein Zitat aus dem Jahr 1910 überliefert: »Wir behandeln nicht Krankheiten, sondern kranke Menschen«, mit anderen Worten: Krankheiten sind Abstraktionen, die aus einer großen Zahl von Fällen und Verläufen gewonnen werden, und diese passen immer nur mehr oder weniger auf den einzelnen Kranken, auf dessen Bedürfnisse es uns in der Medizin aber primär ankommen muss. So gesehen ist es das Problem der Medizin, wenn ihr Selbstverständnis und ihr Krankheitsverständnis nicht zu den Menschen mit anhaltend belastenden Körperbeschwerden passt, es wird aber in der Regel zum Problem der Patient:innen gemacht. Ein zweiter Aspekt des Selbstverständnisses der Medizin, der für diese Gruppe von Betroffenen zum Problem wird, liegt in der Spaltung, die zwei große medizinisch-therapeutische Bereiche stärker voneinander zu trennen scheint als ehemals die Berliner Mauer zwei Teile eines Landes: Entweder hat man eine körperliche oder eine psychische Krankheit, tertium non datur. Diese Aufspaltung hängt natürlich damit zusammen, dass es im Hintergrund die gemeinhin als Folge eines Dualismus angesehene Aufspaltung in Körper und Psyche gibt. Die besondere Schwierigkeit liegt nun auch hier darin, dass die Medizin als System kein Wahrnehmungsorgan für die Unzulänglichkeit dieser Spaltung und damit in systematischer Hinsicht kein Problembewusstsein hat. So abstrakt das klingen mag, so konkret sind die Auswirkungen – exemplarisch für die Menschen und die Last des Leidens, um die es in diesem Buch gehen soll.

Nach einem etwas ausführlicheren dreigeteilten Einstieg ins Thema will ich in diesem Buch zunächst das Gesundheitsproblem der vielen Menschen, die unter anhaltend belastenden Körperbeschwerden leiden, in eher klassisch medizinischer Weise näher schildern und umreißen: welche Beschwerden, wie häufig, wie schwer, was sind Risikofaktoren und wie sehen die Therapien aus. Danach soll der Schwerpunkt auf der schon angesprochenen Frage liegen, was das Phänomen des Leidens an Körperbeschwerden und was die Schwierigkeiten im Umgang damit insgesamt für Theorie und Praxis der Medizin bedeuten. Aus einer etwas besseren Kenntnis der angedeuteten Schwierigkeiten und ihrer Hintergründe will ich ableiten, auf welcher veränderten Basis das Verständnis für das medizinische Problem und damit für die betroffenen Menschen besser werden kann. Am Schluss will ich einige Konsequenzen für den praktischen Umgang mit diesen leidenden Menschen einerseits und für die Medizin im Allgemeinen andererseits ziehen.

Ich hoffe sehr, dass im Durchgang des Buches nachvollziehbar wird, warum wir sogar zu den Anfängen der modernen Medizin zurückgehen müssen, um die heutigen Probleme mit der Last des unbekannten Körperleidens besser zu verstehen und um Lösungsansätze zu erkennen.

KAPITEL 2

Körperbeschwerden

2.1 Zunächst: alltägliche und andere Körperbeschwerden

In jeder Sekunde unseres wachen Lebens können wir unseren Körper spüren, den Druck an Rücken und Gesäß beim Sitzen, die Anspannung der Muskeln beim schnelleren Gehen, den Herzschlag. Nur achten wir meistens nicht darauf, nehmen den Körper im täglichen Erleben und Handeln gar nicht oder nur in besonderen Situationen bewusst wahr – wie in einer Atemnot beim Rennen oder einem raschen Herzschlag bei Aufregung. In diesen Situationen ist die Körperwahrnehmung, wenn sie denn bewusst wird, einfach Teil des Gesamterlebens des Rennens, der Aufregung.

Aber oft ist es auch anders. Wir spüren zuerst ein diffuses Unwohlsein in der Magengegend, eine leichte Spannung im Kopf, ein schwindliges Gefühl. Meist braucht es Zeit, bis aus der beiläufigen Wahrnehmung eine bewusste Beschwerde wird, in der mir der Körper oder Teile davon als Ort der Beschwerde gewissermaßen gegenübertritt: Mir ist übel im Magen, ich habe Kopfschmerzen, mir ist schwindlig. Die bewusste Wahrnehmung der Körperbeschwerde ist eingebettet in eine Wahrnehmung des Zusammenhangs, in dem sie aufgetreten ist – daraus kann sich eine Erklärung der Beschwerden ergeben oder auch nicht: Bevor die Übelkeit auftrat, war schon meinem Partner schlecht geworden – ein verdorbenes Nahrungsmittel oder eine Magen-Darm-Grippe? Die Kopfschmerzen entstehen beim angestrengten Diskutieren über ein schwieriges Thema – ein Zeichen von Belastung oder Ärger? Der Schwindel entsteht nach längerem Sitzen als Beifahrer auf kurviger Strecke – eine ganz normale Reaktion?

90 % von uns erleben innerhalb einer Woche eine oder mehrere solcher Körperbeschwerden – sehr oft können wir sie aus dem Kontext

heraus erklären, als Folge und Begleiterscheinung körperlicher oder psychischer Belastungen, seltener als Zeichen einer beginnenden körperlichen Erkrankung, manchmal als Folge eines Wetterumschwungs oder anderer Umgebungseinflüsse. Nicht selten bleibt der Zusammenhang aber unklar, die Rückenschmerzen, der Schwindel, die ungewohnte Erschöpfung sind einfach da, warum auch immer. Ob wir nun eine Ursache zu kennen glauben oder nicht – wir haben in aller Regel unsere Routinen, wie wir mit den Schmerzen, der Übelkeit, der Erschöpfung umgehen. Diese Routinen sind sehr individuell. Die eine spricht erst mal mit ihrem Partner darüber, ein anderer greift schnell zur Schmerztablette, die eine bevorzugt bestimmte Tees, der andere einen Schnaps, manche einen verlängerten Mittagsschlaf. In den meisten Fällen beeinträchtigen die Beschwerden unser Wohlbefinden aber nur vorübergehend und nach kurzer Zeit klingen sie auch wieder ab, ob mit oder ohne die Selbsthilfemaßnahmen.

Aus dieser uns allen vertrauten Schilderung folgt ein wichtiger Punkt: Solche vorübergehenden, nicht stark beeinträchtigenden Körperbeschwerden sind keine Krankheit, sie sind Teil von Gesundheit. Gesundheit ist nämlich nicht, wie von der Weltgesundheitsorganisation, der WHO, vor Jahren postuliert, »ein Zustand vollständigen körperlichen, seelischen und sozialen Wohlbefindens«, also auch der Abwesenheit aller Körperbeschwerden. Und sie ist auch nicht, in einer anderen, wahlweise dem Philosophen Paul Valéry oder einem französischen Chirurgen zugeschriebenen Formulierung, das »Schweigen der Organe«. Gesundheit ist stattdessen die Fähigkeit, mit alltäglich auftretenden Beschwerden selbstregulierend so umgehen zu können, dass sie nicht anhaltend beeinträchtigen.

Was aber, wenn die Beschwerden auf Selbsthilfemaßnahmen hin nicht besser werden, sich sogar verstärken, Arbeit und Alltag daher zunehmend schwer zu bewältigen sind? Spätestens dann wird in unserem gut ausgebauten Gesundheitssystem meist Hilfe gesucht, beim Hausarzt oder häufig auch gleich bei der Fachärztin, die man aufgrund der Art der Beschwerden für zuständig hält (beim Schwindel zum HNO-Arzt oder zur Neurologin, bei Rückenschmerzen zum Orthopäden, bei

Verdauungsproblemen zum Gastroenterologen etc.). Sobald ich über meine Beschwerden beim Arzt berichte, sobald er mich körperlich untersucht und ggf. noch weitere Labor-, Röntgen- und andere technische Untersuchungen veranlasst, ist das weitere Schicksal meiner Beschwerden nicht mehr ausschließlich in meiner Hand. Der Hausarzt, die Fachärztin prägen mit ihrem Verständnis der Beschwerden und ihrem Handeln den weiteren Weg mit, und wer glaubt, dass der Stand der medizinischen Kunst hier immer eindeutige Regeln vorgibt, der irrt.

Natürlich gibt es Beschwerdekonstellationen, da ist die Lage klar und fast jede Ärztin würde das Gleiche tun – eine Gastroskopie bei regelhaft auftretenden Magenschmerzen veranlassen oder ein EKG bei spürbaren Veränderungen im Herzrhythmus. Und dann findet sich häufig eine an den Körperorganen nachweisbare Veränderung, etwa ein Magengeschwür oder ein Vorhofflimmern am Herzen, wofür es dann etablierte und allgemein verbreitete Therapien gibt, seien es Medikamente oder, wie beim Vorhofflimmern, eventuell eine Intervention mithilfe eines Katheters. Das ist wie gesagt das weite Feld von »Krankheit classic«: Ein Patient kommt mit körperlichen Beschwerden, eine Untersuchung erbringt als Ursache eine organische Pathologie, eine Therapie zur Beseitigung oder Linderung der Beschwerden wird angewandt, dem Patienten geht es deutlich besser oder er ist sogar geheilt.

Doch dieser klassische Ablauf, den alle Beteiligten primär erwarten, wenn Körperbeschwerden im Vordergrund stehen, ist keineswegs immer gegeben. In Studien hat sich gezeigt, dass bei mindestens einem Viertel, eher einem Drittel aller Patient:innen, die sich mit ihren anhaltend belastenden Körperbeschwerden an einen Hausarzt gewandt haben, die diagnostischen Untersuchungen keine eindeutige organische Erklärung der Beschwerden erbringen, kein Magengeschwür trotz heftiger Magenschmerzen, keine Herzrhythmusstörung trotz subjektiv stark wahrgenommenem Herzstolpern. Auch in Facharztpraxen ist die entsprechende Quote hoch, in der ambulanten Gastroenterologie lässt sich z.B. in bis zu 50% der Fälle keine entzündliche, tumoröse oder andere Veränderung am Darm feststellen, die die geklagten Verdauungsbeschwerden, also Durchfall, Verstopfung und Bauchschmerzen, erklären würde. Bei einem Teil dieser Betroffenen kann zu Beginn der Beschwerden durchaus ein organischer Befund vorgelegen haben, nur ist dieser in der Zwischenzeit abgeklungen, ohne messbare organische Spuren zu hinterlassen – und die Beschwerden bestehen trotzdem weiterhin. Das kann z. B. eine Darmentzündung sein, die Durchfall und Bauchschmerzen anfangs wesentlich erklärte, die aber inzwischen nicht mehr nachweisbar ist, oder eine Entzündung des für das Gleichgewichtsorgan im Innenohr besonders wichtigen Nervus vestibularis, die anfangs den Schwindel verursachte, der dann aber nach Abklingen auch dieser Entzündung weiterbesteht, oder es können Beschwerden wie Luftnot und Erschöpfung sein, die nicht nur während, sondern auch nach einer Virusinfektion fortbestehen, obwohl diese nachweislich vorbei ist.

Nicht selten werden – nicht nur dann, wenn anfangs tatsächlich krankhaft veränderte organische Befunde vorlagen – immer wieder neue Labor-, Röntgen- und andere Untersuchungen veranlasst, um doch noch eine organische Ursache zu finden, es werden auch viele verschiedene medikamentöse Behandlungen, auch Operationen, empfohlen und durchgeführt – immer in der Annahme, dass es eine bislang vielleicht übersehene körperliche Ursache gäbe, die man beseitigen oder zumindest verändern müsse, um die Körperbeschwerden zu lindern oder sogar zu heilen. Es sind zum einen die Patient:innen, die auf solche wiederholten körperlichen Untersuchungen und Behandlungen drängen, typischerweise in einer Mischung aus Befürchtung und Hoffnung: Befürchtung, dass doch noch »etwas Schlimmes« gefunden wird, das die ungewohnten und heftigen Beschwerden erklärt – und Hoffnung, dass sich aus dem Befund eine hilfreiche Therapie ergibt. Aber zum anderen veranlassen auch die Ärzt:innen häufig wiederholte diagnostische Untersuchungen, obwohl »eigentlich« klar ist, dass z. B. die Wiederholung eines Kernspintomogramms des Kopfes nach drei Monaten bei seit zwei Jahren unverändert bestehenden Spannungskopfschmerzen extrem unwahrscheinlich einen neuen Befund erbringt. Das geschieht, um die eigene Angst, etwas Organisches übersehen zu haben, zu beruhigen und um den Patient:innen, die wiederholt mit den gleichen Beschwerden in die Praxis kommen, wenigstens irgendeine Maßnahme anbieten (und sie zufrieden aus der Praxis wegschicken) zu können. Aus dem ähnlichen Wunsch heraus, Erklärungen anbieten zu können, werden dann nicht selten auch Bagatell- und Zufallsbefunde, die sich bei Labor- und Bildgebungsuntersuchungen ergeben, zur Ursache erklärt; so soll dann z.B. eine nachgewiesene Bandscheibenvorwölbung zwischen zwei Wirbelkörpern der unteren Wirbelsäule den anhaltenden Ganzrückenschmerz erklären, der die Patientin seit Monaten plagt – auch wenn das anatomisch gar nicht sein kann. Trotzdem werden auf solche Annahmen dann auch Therapiemaßnahmen, hier z.B. eine Bandscheibenoperation, gestützt – »eigentlich« ist von vornherein klar, dass eine solche OP den Ganzrückenschmerz nicht wird heilen oder auch nur lindern können.

Viele Ärzt:innen bleiben also zusammen mit ihren Patient:innen in dieser Weise »lange auf der somatischen Schiene«, gehen weiter davon aus, dass es eine körperliche Ursache der Beschwerden und hoffentlich eine Therapie dafür geben wird, auch wenn alle bisherigen Untersuchungen keinen klaren Hinweis dafür erbracht haben. Andere Ärzt:innen sind schneller bereit, diese ursprüngliche Annahme aufzugeben und eine alternative Sicht auf die anhaltend belastenden Körperbeschwerden ihrer Patient:innen zu entwickeln: Sie halten es früher im Behandlungsprozess für möglich, dass es sich um sogenannte funktionelle, nicht primär durch eine organische Pathologie verursachte Körperbeschwerden handelt.[1] Sie bringen, gerade wenn sie als gute Hausärzte etwas mehr wissen über die Patientin und deren Lebensumstände, dann in ihrer Praxis frühzeitiger die Möglichkeit ins Gespräch, dass »die Rückenschmerzen etwas mit den Anspannungen und dem Ärger zu tun haben, die Sie gerade auf der Arbeit erleben« oder »der Schwindel vielleicht auch eine Folge der Überlastung ist, die Sie mit der Pflege Ihrer kranken Mutter und dem Versorgen der kleinen Kinder derzeit erleben« etc. Es hängt dann wiederum von der Einstellung der Patientin ab, ob eine solche von der Ärztin geäußerte Vermutung auf offene

1 Es ist wichtig, hier gleich klarzustellen, dass »funktionell« nicht bedeutet, dass die Beschwerden »nicht-organisch« seien. Auch funktionelle Körperbeschwerden haben eine organische Grundlage, aber die besteht definitionsgemäß nicht in einer nachweisbaren strukturellen Pathologie, also krankhaften Veränderungen von Organen oder Organsystemen des Körpers, sondern in einem veränderten Zusammenspiel des Nerven- und anderer Systeme des Körpers, das zu den belastenden Körperwahrnehmungen führt – dazu später im Text mehr.

Ohren trifft und weitergehende Überlegungen anstößt, wie mit Anspannungen und Überlastungen besser umgegangen werden kann – oder ob das Hoffen, die Suche nach möglichen organischen Ursachen trotz der geäußerten ärztlichen Vermutung unvermindert weitergeht, dann allerdings oft in anderen Praxen oder Kliniken.

Wie sehr sich Ärzt:innen darin unterscheiden, ob sie bereit sind, bei Menschen, die mit anhaltend belastenden Körperbeschwerden zu ihnen kommen, eine nicht primär organische, sondern eher eine funktionelle Genese anzunehmen, zeigt beispielhaft eine Untersuchung mit dänischen Hausärzt:innen: Der Anteil an Patient:innen mit Körperbeschwerden, bei denen ärztlicherseits eine solche funktionelle Genese angenommen wurde, schwankte in der Gruppe dieser Hausärzt:innen zwischen gut 3 und gut 33 %, also ein Unterschied um den Faktor 10! Der mit einem Forschungsinterview erhobene, insofern noch verlässlicher gemessene Anteil lag in allen Praxen noch höher; so lag er in der Praxis, in der die Ärzt:innen selbst über 30 % annahmen, sogar bei 40 % (Rosendal et al. 2003).

Eine weitere Zahl ist bemerkenswert: Bei Patient:innen mit funktionellen, nicht auf eine eindeutige organpathologische Ursache zurückführbaren Körperbeschwerden dauert es nach unterschiedlichen Studien zwischen fünf und 20 Jahre, bis die lang gehegte Annahme, es handele sich um ein primär organisches Problem, zugunsten der Annahme eines funktionellen oder, wie landläufig gesagt wird, »psychosomatischen« Hintergrunds aufgegeben wird (Henningsen et al. 2005, Herzog et al. 2018). Allein schon aus diesen Zahlen kann man folgern, dass die Diagnostik und Behandlung von Patient:innen mit anhaltend belastenden funktionellen Körperbeschwerden mit vielen Unsicherheiten nicht nur für die Betroffenen, sondern auch für die Behandler verbunden ist. Und um an dieser Stelle gleich mit einem verbreiteten Vorurteil aufzuräumen: Wer glaubt, bei diesen oft jahrelang bestehenden Körperbeschwerden handele es sich um Befindlichkeitsstörungen ohne wesentlichen Krankheitswert, der irrt! (Im später folgenden Faktenkapitel wird dargelegt, dass die Beeinträchtigung durch funktionelle Körperbeschwerden mindestens so groß ist wie durch klare organische Erkrankungen).

2.2 Drei Fallbeispiele aus der Praxis

Zur Illustration folgen hier drei anonymisierte, aber typische Fallbeispiele, die zunächst nur kurz im klinischen Bild eingeführt werden – was sich sonst noch und danach diagnostisch und therapeutisch ergab, wird am Ende des dritten Kapitels geschildert.

Fallbeispiel 1

Christine U., eine 38-jährige Architektin, klagte vor zwei Jahren plötzlich und aus guter Gesundheit heraus über heftigen Drehschwindel, der mit Übelkeit und Erbrechen einherging. Eine hals-nasen-ohrenärztliche (HNO-)Untersuchung erbrachte die Diagnose einer Entzündung des Gleichgewichtsnervs, einer sogenannten Neuronitis vestibularis. Unter medikamentöser Behandlung klang das Erbrechen rasch ab, der Schwindel blieb in den Folgewochen stark beeinträchtigend, veränderte sich im Charakter aber eher zu einem Schwankschwindel; er wurde begleitet von einem neu aufgetretenen Ohrgeräusch (Tinnitus), starker Erschöpfung und weiterhin mindestens leichter Übelkeit. Eine erneute HNO-ärztliche Untersuchung zeigte, dass sich die Folgen der Nervenentzündung mittlerweile zurückgebildet hatten. Angesichts des Fortbestehens ausgeprägter Beschwerden war Frau U. stark beunruhigt, dass noch eine andere körperliche Ursache für die Beschwerden verantwortlich sein könnte, und veranlasste über einen Neurologen mehrere bildgebende Untersuchungen von Kopf und Gehirn, die aber keinen krankheitswertigen Befund zeigten. Von einer behandelnden Krankengymnastin auf die Möglichkeit hingewiesen, dass Schwindel auch von der Halswirbelsäule (HWS) herkommen könne, suchte sie auch einen Orthopäden auf, der weitere kernspintomographische Untersuchungen dieses Wirbelsäulenabschnitts veranlasste, die außer geringfügigen Bandscheibenveränderungen aber auch keinen wegweisenden Befund erbrachten. Zwischenzeitlich hatten sich Schwindel und Erschöpfung in eine gesamtkörperliche Schwäche gesteigert. Frau U. fühlte sich beim Gehen sehr unsicher auf den Beinen, sie benutzte daher einen Rollator, um sich fortzubewegen. Stark verunsichernd war für sie auch die Tatsache, dass es keine klare Diagnose für ihr Schwindel- und Erschöpfungssyndrom gab. Sie erlebte sich als ohnmächtig, etwas an ihrem Zustand zu ändern und war enttäuscht über das geringe Verständnis ihres Mannes für ihre starke Beeinträchtigung. Er hatte sie mehrfach aufgefordert, sich zusammenzureißen, sie habe ja nichts mehr. Ihrer Tätigkeit als angestellte Architektin in einem Architekturbüro konnte sie mittlerweile schon über mehrere Monate nicht mehr nachgehen.

Fallbeispiel 2

Norbert H., ein 59-jähriger Büroangestellter, befindet sich wegen wechselnder, zum Teil stark ausgeprägter Beschwerden schon seit Jahren in häufiger ärztlicher Behandlung. Er hat in den letzten Jahren seine Hausärztin fast alle zwei Wochen, dazu Fachärzt:innen für Orthopädie, Rheumatologie, Kardiologie und Gastroenterologie aufgesucht; er wurde auch zweimal stationär internistisch behandelt und unterzog sich einer orthopädischen Reha-Maßnahme. Im Vordergrund stehen immer wieder Schmerzen in unterschiedlichen Körperregionen, am Rücken, in Armen und Beinen, aber auch im Brust- und Bauchbereich. Stärker ausgeprägte Schmerzen gehen bei ihm auch mit starker Erschöpfung einher, teilweise auch mit Atemnot und Übelkeit. Es kommt zu häufigen Arbeitsunfähigkeitszeiten von wenigen Tagen bis zu mehreren Wochen. Mittlerweile wurden viele Laboruntersuchungen, drei Computertomographien, zwei Kernspintomographien, eine Herzkatheteruntersuchung und mehrere Endoskopien des Verdauungstrakts durchgeführt. Diese haben zum überwiegenden Teil Normalbefunde, zum Teil, z. B. an der Wirbelsäule und den Bandscheiben, altersentsprechende degenerative (also Abbau-)Veränderungen und bei zwei der vielen ansonsten unauffälligen Laborwerte auch pathologische Befunde erbracht, die aber nicht in Zusammenhang zu bringen waren mit den geklagten Beschwerden. Im Lauf der Jahre hat Herr S. viele verschiedene Diagnosen erhalten, die sich meist auf die beim jeweiligen Arztbesuch primär geklagten Beschwerden bezogen: »Wirbelsäulensyndrom«, hieß es beim Orthopäden, »Weichteilrheumatismus« in der Rheumatologie, »Ausschluss einer Herzerkrankung« bei einer Kardiologin, »Reizdarmsyndrom« in der Gastroenterologie. Der Patient erlebt seinen Körper als unzuverlässig und schwach, er fühlt sich unverstanden von »der Medizin«, die immer nur an den Symptomen herumdoktere und seinen anfälligen Körper nicht verstehe. Besuche beim Heilpraktiker habe er dagegen als zielführender erlebt, da es dort um seine Gesamtkonstitution gegangen sei – allerdings seien sie auf Dauer teuer gewesen und hätten auch keine wesentlichen Veränderungen erbracht. Die Beschäftigung mit seinen Körperbeschwerden nimmt den Patienten sehr in Anspruch, er lebt alleine und hat noch nie eine längere Partnerschaft gehabt.

Fallbeispiel 3

Sandra K., eine 26-jährige gelernte Drogerie-Fachverkäuferin, berichtet über unklare Anfälle, die scheinbar aus heiterem Himmel ohne Vorwarnung auftreten und mit Bewusstlosigkeit, Verkrampfungen und manchmal auch mit Sturzverletzungen einhergehen. Sie begannen vor drei Jahren und treten ca. zwei- bis dreimal monatlich, zuletzt gehäuft, auf. Sie war deswegen schon vielfach in neurologischer Untersuchung, sowohl ambulant wie stationär. Anfangs bestand, nachdem sich kein Anhaltspunkt für einen Hirntumor als Ursache der Anfälle gefunden hatte, die Annahme, dass es sich um eine sogenannte idiopathische Grand Mal-Epilepsie handele, also eine Epilepsie unbekannter Ursache mit großen Anfällen und Bewusstlosigkeit. Da einzelne Anfälle sehr lang anhielten (scheinbar ein sogenannter Status epilepticus), wurde sie unter dieser Annahme auch schon notfallmedizinisch behandelt und einmal sogar intubiert und beatmet. Außer den Anfällen leidet Sandra K. auch immer wieder unter ausgeprägten Unterleibsschmerzen, die mehrfach gynäkologisch, auch mittels Endoskopie wegen eines nicht bestätigten Verdachts auf eine Endometriose, untersucht wurden. Ein Anhalt für eine Entzündung oder andere organische Ursache fand sich dabei nicht.

Wegen der Anfälle durfte Sandra K. nicht mehr Auto fahren, auf das sie angewiesen war, um zu ihrer Arbeitsstelle zu kommen. Daher musste sie dort kündigen und ist seither arbeitssuchend. Unter der diagnostischen Annahme einer Epilepsie wurde sie auch mit entsprechenden Medikamenten, sogenannten Antiepileptika, behandelt, die sie zwar recht gut vertrug, die aber an der Anfallsfrequenz nichts änderten. Angesichts der Therapieresistenz der Anfälle wurde sie in ein Epilepsiezentrum überwiesen, um ggf. mittels einer Hirnoperation die Anfälle besser in den Griff zu bekommen. Dort fiel bei Simultanaufzeichnungen von Anfällen und Hirnströmen im Elektroenzephalogramm auf, dass die Anfälle in ihrem Muster nicht ganz typisch waren für Grand Mal-Anfälle; auch gingen sie ohne die für Epilepsie typische begleitende elektrische Übererregbarkeit im Gehirn einher, waren insofern nicht epileptischer, sondern funktioneller Natur.

Die Patientin wirkte durch die Anfälle, durch die Mitteilung der Epilepsiediagnose wie durch deren spätere Korrektur hin zu einer funktionell neurologischen Erkrankung überraschend wenig beeindruckt. Sie brachte zugleich wenig eigenes Interesse an einer Aufklärung der Zusammenhänge ihrer Anfälle und auch ihrer Unterleibsschmerzen oder an einer therapeutischen Verbesserung ihrer Lage zum Ausdruck.

2.3 Eingebildet oder legitim? Long Covid als Beispiel

Noch ein dritter Einstieg: Die Corona-Pandemie hat die Welt drei Jahre lang heimgesucht, die Infektion mit SARS-Covid-19 ist mittlerweile endemisch geworden. Wir wissen nicht, wie sich dieses Virus und die Infektion damit, wie sich globale Pandemien insgesamt entwickeln werden – was wir aber wissen, ist die Tatsache, dass es viele Menschen gibt, die nach einer Corona-Infektion über anhaltend belastende Körperbeschwerden klagen, insbesondere über Erschöpfung und Luftnot, aber auch über viele andere körperliche und auch psychische Beschwerden wie z.B. Konzentrationsschwierigkeiten. Betroffene selbst haben das Syndrom mit persistierenden Beschwerden nach Corona frühzeitig als »Long Covid« bezeichnet, die WHO und andere bevorzugen den Begriff »Post Covid«, der den Zusammenhang zwischen Infektion und Beschwerden etwas neutraler beschreibt. Bei manchen der Betroffenen lassen sich als Folge der Corona-Infektion Organschäden z.B. an der Lunge feststellen, die erklärend sein können für die Beschwerden. Bei den meisten allerdings erbringen auch sorgfältige körperliche Abklärungen keine offenkundige organische Erklärung des Long-Covid-Syndroms. Hier deuten sich schon Ähnlichkeiten an zu den oben beschriebenen Fällen von Menschen, die auch ohne vorhergehende Infektion an anhaltenden Körperbeschwerden unklarer Ursache leiden.

Was sich im Kontext »Long Covid« allerdings wie im Brennglas fokussiert, noch deutlich stärker als in den obigen Fällen, ist ein regelrechter Kampf um die Legitimität der Beschwerden. Viele Betroffene setzen sich vehement dafür ein, dass ihre Erkrankungen eine unmittelbar biologisch fassbare Folge der Infektion seien, auch wenn diese biologischen, z.B. immunologischen oder gefäßbezogenen Faktoren noch nicht eindeutig zu bestimmen sind und auch wenn es noch keine medikamentösen oder anderen evidenzbasierten biologischen Therapien gibt. Sie fordern viel mehr Forschung dazu, manche investieren auch privates Geld, um biologisch ansetzende Therapien wie z.B. Blutwäschen, für die es noch keinen Wirksamkeitsnachweis und keine Kostenübernahme durch Krankenkassen gibt, bei sich zu erproben. Ebenso vehement wehren sich viele Betroffene gegen auch nur die Andeutung der Möglichkeit, dass psychische oder psychosoziale Faktoren mitbeteiligt sein könnten bei einem Long-Covid-Syndrom – allenthalben findet sich die Äußerung »Long Covid ist nicht psychosomatisch«, bis hinauf zum Bundesgesundheitsminister. Psychosoziale Therapien zur Behandlung der Körperbeschwerden werden konsequenterweise oft abgelehnt, auch wenn es sehr viel deutlichere Hinweise auf ihre Wirksamkeit nach den Prinzipien der evidenzbasierten Medizin gibt.

Woher diese Vehemenz pro Biologie und contra Psychosoziales? Das hat viel mit der Legitimität von Kranksein zu tun. Wenn ein Long-Covid-Syndrom oder andere von ihrer Ursache her erst einmal unklare Körperbeschwerden auf biologisch-organische Faktoren zurückgeführt werden können, gilt der Betreffende, so die Idee, als legitim krank, dann hat er »was Richtiges«. Wenn es »psychosomatisch« wäre, wäre es »psychisch verursacht« und damit im Grunde eingebildet, ganz und gar »nichts Richtiges« – ein pures oder zumindest überwiegendes »Nicht Wollen« statt eines »Nicht Können«. Dass es solche abwertenden Gleichsetzungen von »psychosomatisch« und »psychisch« mit Einbildung und Simulantentum tatsächlich (immer noch) gibt, ist leider keine Einbildung. Besonders krass kam das beispielsweise in einem Artikel in der englischen Zeitschrift »Spectator« zum Ausdruck, in der ein ärztlicher Kollege 2021 sinngemäß schrieb: »Woran merken wir, dass die Covid-Krise vorbei ist? Weil die Täuscher zurück sind, die Hypochonder, die Psychosomatiker, die Aufmerksamkeitssucher ...« (Gilbert 2021). Und auch der bekannte Fernseharzt Eckart von Hirschhausen lässt in einem Film über sich und Long Covid schreiben: »Einige Ärzte und Professoren behaupten sogar, die Krankheit sei in erster Linie psychosomatisch, eingebildet« (ARD 2023). Das will keiner nachgesagt bekommen, und das wünscht, gut gemeint, auch der Bundesgesundheitsminister keinem. Das vehemente Beharren auf biologischen Ursachen dient so gesehen dem Schutz vor moralisch getönten Abwertungen und ist als solches gut nachvollziehbar. Allerdings wird das vehemente Beharren oft unflexibel und dysfunktional, wenn es dazu führt, dass vielversprechende Behandlungsmöglichkeiten nicht wahrgenommen werden, nur weil sie nicht rein biologisch ansetzen, sondern z.B. mit Verhaltensänderungen im Sinne langsam gesteigerter körperlicher Aktivität einhergehen.

Neu ist Long Covid, aber neu ist ein solch vehementes Beharren nicht. Das mittlerweile offiziell auch als »Myalgische Enzephalomyelitis« (abgekürzt ME[2]) bezeichnete Chronische Erschöpfungs- oder Fatigue-Syndrom (abgekürzt CFS) hat in der Leitbeschwerde ausgeprägter Erschöpfbarkeit nach geringer Anstrengung und im Fehlen eindeutiger organischer Befunde Ähnlichkeiten mit Long Covid. Es wird auch gesagt, dass Betroffene mit schweren Long Covid-Verläufen letztlich ME/CFS hätten. Wie auch immer man das sieht, ME/CFS ist auf jeden Fall *der* Vorläufer in jenem vehementen Kampf um Legitimität, der prak-

2 Der Begriff »Myalgische Enzephalomyelitis« für die Chronische Erschöpfung entstand in den 50er-Jahren des 20. Jahrhunderts, um die Erkrankung von der damals noch grassierenden Poliomyelitis abzugrenzen. Er bedeutet auf Deutsch »Mit Muskelschmerzen einhergehende Entzündung des Gehirns und des Rückenmarks«. Eine solche Entzündung des Zentralen Nervensystems ließ sich bei Kranken mit Chronischem Erschöpfungssyndrom noch nie eindeutig nachweisen. Trotzdem wird von Betroffenen und Interessengruppen an dem irreführenden Begriff festgehalten, weil er eine klare organische Ursache unterstellt.

tisch gleichbedeutend ist mit einem Kampf um die Anerkennung biologischer und die Ablehnung psychosozialer Ursachen. Schon vor über 20 Jahren konnte es geschehen, dass man von Betroffenen, die sich für die Anerkennung von CFS als einer »richtigen« (also: rein biologisch erklärten) Erkrankung einsetzten, als »medizinischer Rassist« bezeichnet wurde, wenn man Ansichten äußerte, die nicht in das »richtige« Bild passten – z. B., wenn man den heftigen und durchaus vitalen Kampf um Legitimität der ansonsten Erschöpften zumindest auch als Folge der Tatsache ansah, dass in der hohen Erschöpfbarkeit die Nähe von Nicht-Können und Nicht-Wollen und damit die Angst vor der moralisch abwertenden Zuschreibung als »Simulant« noch größer ist als bei anderen Körperbeschwerdetypen (so Henningsen und Priebe 1999). Schon seit den 90er-Jahren des letzten Jahrhunderts haben sich Betroffene in Gruppen zusammengefunden und mit Unterstützung einzelner Forscher und Ärzte auf die Annahme einer biologischen, bevorzugt immunologischen Ursache von ME/CFS fokussiert. Jede Forschung zu psychosozialen Ursachenfaktoren und psychosozialen Therapien wird dabei vehement bekämpft, bis hin zu persönlichen Angriffen auf die Forscher:innen, die es »wagen«, psychosoziale Faktoren und Therapien bei ME/CFS zu untersuchen, einschließlich Todesdrohungen (McKie 2011) – also eine klare »Ausweitung der Kampfzone«, um einen bekannten Buchtitel zu zitieren. Es gibt sogar Menschen, die an einem stark ausgeprägten Erschöpfungs- und Erschöpfbarkeitssyndrom leiden und auf die ihnen zustehende Rente wegen Erwerbsunfähigkeit verzichten. Denn deren Erhalt wäre daran gekoppelt, eine psychiatrische oder psychosomatische Diagnose zu erhalten.

Bei den weiter oben skizzierten anderen Körperbeschwerdeformen wie Schwindel, Schmerzen unterschiedlicher Art oder Verdauungsstörungen ist es in aller Regel eine Frage nur für den einzelnen Betroffenen, inwieweit nur organische oder gemischte oder nur psychosoziale Ursachefaktoren als relevant erachtet werden. Bei ME/CFS und jetzt bei Long Covid ist es eine Frage, die eine ganze soziale Gruppe und teilweise die breitere Öffentlichkeit beschäftigt und die die Gruppenidentität in der oben beschriebenen einseitigen Weise prägt.

2.4 Ein Zwischenfazit dieser drei Einstiege

Wohin haben uns nun diese drei Einstiege gebracht? Ungefähr so weit:

Anhaltend belastende Körperbeschwerden unterschiedlichster Art sind ein riesiges, aber in Forschung und medizinischer Praxis systematisch unterbelichtetes Gesundheitsproblem. Es ist endemisch verbreitet, geht mit hohem Leiden und hohen Kosten einher. Die klinischen Bilder unterscheiden sich deutlich, es gibt aber auch wichtige Gemeinsamkeiten. In den allermeisten Fällen findet sich auch bei wiederholten Untersuchungen keine organische Erkrankung als Erklärung der anhaltenden Beschwerden. Dadurch entsteht für viele Betroffene, aber auch für ihre Behandler:innen eine erhebliche Unsicherheit, wie sowohl diagnostisch wie therapeutisch weiter vorzugehen sei. Im weiten Feld möglicher biologischer und/oder psychosozialer Ursachenannahmen und daran geknüpfter Therapievorstellungen gibt es nicht nur im Einzelfall unterschiedliche Ansichten, sondern teilweise regelrechte »Kämpfe um Anerkennung«, in denen auch die Frage verhandelt wird, was legitimes Kranksein ist.

Mit alldem ist ein weiteres Merkmal dieser großen Patientengruppe verbunden, und das ist die Mischung aus Unzufriedenheit und Hilflosigkeit, häufig auch Enttäuschung und Ärger, die sowohl das Erleben der Patient:innen als auch das der Behandler:innen charakterisiert. Die Patient:innen sind unzufrieden über fehlende Erklärungen, über enttäuschte Behandlungshoffnungen, fühlen sich mit ihren Beschwerden oft nicht ernst genommen. Die Behandler:innen erleben die Patient:innen als »schwierig«, fühlen sich hilflos im Umgang mit dem Problem, das in keine Schublade so richtig passt, weder eine klare körperliche noch eine klare psychische Krankheit zu sein scheint.

Es wird also erkennbar, dass sich hinsichtlich dieser »Last des Körperleidens« zwei Typen von Fragen ergeben: zuallererst, wie bei allen medizinischen Problemen, solche der guten medizinischen Praxis, zum Beispiel:

- Was ist der beste ärztliche Umgang mit dieser Patient:innengruppe?
- Was sind erfolgversprechende Präventions- und Therapieansätze?

Aber auch solche der Epidemiologie, z. B.:

- Wie häufig ist das Problem, was sind Risikofaktoren?

Und der Grundlagenforschung, z. B.:

- Was ist eigentlich los im Organismus von Menschen, die anhaltend unter Schmerzen, Schwindel, Erschöpfung und anderen Körperbeschwerden leiden, ohne dass sich eine relevante organische Erkrankung findet?

Hinzu kommen noch weitere Fragen, die bei anderen medizinischen Problemen nicht so zentral sind: Wie bestimmen die subjektiven Ursachenzuschreibungen und Erwartungen der Betroffenen das Beschwerdebild und seinen Verlauf; welche Rolle spielen soziale Dynamiken in der Prägung der Beschwerdebilder; und was bestimmt letztlich die moralische Bewertung und die Legitimität des Krankseins? Dabei taucht wieder der zweite Typus von Fragen auf, der in der Einleitung schon skizziert wurde:

Wie genau hängen die Schwierigkeiten im Umgang mit dem großen Gesundheitsproblem, um das es hier geht, die Tendenz zum Übersehen, die Unsicherheiten, die Kämpfe, die Enttäuschungen, die Hilflosigkeit, mit grundsätzlicheren Problemen unserer Konzepte von menschlichem Kranksein insgesamt zusammen? Hier spielt offenkundig das Selbstverständnis der modernen Medizin und auch die rigorose Aufspaltung der Konzepte und der Handlungsweisen in »organische« und »psychische« Anteile eine relevante Rolle.

Soweit die Einführungen – die im folgenden Kapitel zusammengestellten klinischen und epidemiologischen Fakten sollen die »Last des Körperleidens« noch genauer fassen und damit gewissermaßen den Kern bilden, um den herum sich dann zwiebelschalenartig die weiteren Fragen gruppieren, die sich im Umgang mit diesem Leidensthema, diesem Problemkind der Medizin, stellen. Aus ersten Antworten auf diese Fragen soll dann erkennbar werden, wie eine Medizin aussehen müsste, die sich weniger schwertut mit diesem Thema.

KAPITEL 3

Die klinischen Fakten zu funktionellen Körperbeschwerden

Die folgenden, aber auch viele weitere Fakten zu funktionellen Körperbeschwerden finden sich in der entsprechenden klinischen Leitlinie zu dem Thema, die von der Arbeitsgemeinschaft medizinisch-wissenschaftlicher Fachgesellschaften (AWMF) herausgegeben wird und die in verschiedenen Versionen, auch als für Laien gut verständliche Patientenversion, im Internet abrufbar ist (AWMF 2018). Sie wird derzeit aktualisiert. Eine weitere gute Quelle findet sich bei Hausteiner-Wiehle und Henningsen (2015).

3.1 Erscheinungsformen funktioneller Körperbeschwerden

Betroffene Menschen leiden an drei charakteristischen Arten von Körperbeschwerden:

- Schmerzen jeder Lokalisation (am häufigsten: Rücken, Kopf, Arme und Beine, Bauch, Brust etc.). Oft sind mehrere Schmerzorte gleichzeitig betroffen.
- Funktionsstörungen (Herz-Kreislauf, Atmung, Verdauung, Schwindel, Bewegung, Gefühl etc.). Die Beschwerden deuten auf eine Funktionsstörung einzelner oder mehrerer Körperorgane hin.
- Erschöpfung/Erschöpfbarkeit/Müdigkeit. Diese Beschwerden werden oft spontan von Betroffenen als Folge der anderen Beschwerden erlebt, sie sind aber eigenständig bedeutsam.

Um als funktionell eingestuft zu werden, müssen die genannten Körperbeschwerden angemessen sorgfältig klinisch untersucht worden sein; zum Untersuchungszeitpunkt fand sich aber keine organische Krankheit, die die Beschwerden ausreichend erklärt (also Herzstolpern und Brustenge bei normalen Herzrhythmus- und Koronarbefunden, Rückenschmerz bei altersentsprechend normalen Wirbelsäulen- und Bandscheibenbefunden, Bewegungsstörungen bei normalen neurologischen Befunden, Erschöpfung bei normalen Labor- und Bildgebungsbefunden etc. etc.). Die typische ärztliche Sorge, dass sich im Nachhinein herausstellt, dass doch eine anfangs übersehene organische Erkrankung vorliegt, ist weitgehend unbegründet. In einer sogenannten Metaanalyse, in der viele Einzelstudien zusammengefasst werden, ergab sich, dass die ursprüngliche Diagnose funktioneller Körperbeschwerden bei Nachuntersuchungen im Mittel nur in 0,5 % der Fälle revidiert werden musste (Eikelboom et al. 2016).

In der klinischen Praxis bleibt es aber eine Frage von ärztlichem Wissen, Kompetenz und auch Mut, um zur Entscheidung zu kommen, dass geringfügige Befunde, die sehr häufig vorkommen (ein leicht erhöhter Laborwert, ein »Fleck« im Kernspintomogramm des Kopfes, eine Bandscheibenvorwölbung im Wirbelsäulen-CT etc.) die geklagten Beschwerden (die Erschöpfung, den Kopfschmerz etc.) nicht ausreichend erklären – auch angesichts des oben erwähnten »Sogs«, den Patient:innen doch etwas als Erklärung anbieten zu wollen.

Funktionelle Körperbeschwerden treten in unterschiedlichen Mustern auf:

- Es kann sein, dass nur eine Beschwerde, ein lokalisierter Schmerz, ein Schwindel o. Ä. für längere Zeit und ausgeprägt besteht, ohne dass andere funktionelle Körperbeschwerden dazukommen.
- Häufig gibt es allerdings mehrere Beschwerden, die aber alle einem Organsystem zuzuordnen sind, z. B. innerhalb des sogenannten muskuloskelettalen Systems gelenknahe Muskelschmerzen sowohl an den Armen wie an den Beinen oder im kardiologischen System sowohl Herzstolpern wie Brustbeklemmung oder gastroenterologisch sowohl vermehrter Durchfall wie Bauchschmerzen etc.

- Ein drittes Muster ist durch vielfältige unterschiedliche Beschwerden charakterisiert, die gleichzeitig oder rasch hintereinander in Zuordnung zu verschiedenen Organsystemen auftreten, also z. B. sowohl Schmerzen unterschiedlicher Lokalisation wie Verdauungs- und auch Gefühlsstörungen und Erschöpfbarkeit etc.

Patient:innen mit funktionellen Körperbeschwerden sind keineswegs immer, aber doch gehäuft depressiv und/oder ängstlich – und zwar mehr, als das in der Gesamtbevölkerung der Fall ist und auch mehr, als das bei Patient:innen der Fall ist, die Körperbeschwerden bei eindeutig organischer Grunderkrankung haben. Das heißt, dass z. B. Patient:innen mit gelenknahen Muskelschmerzen funktioneller Natur im Mittel depressiver und ängstlicher sind als Patient:innen mit Rheuma (rheumatoider Arthritis), das Schmerzen ähnlicher Lokalisation macht. Insofern kann die vermehrte Depressivität und Ängstlichkeit nicht einfach als Reaktion auf das Erleben von Schmerzen und anderen Körperbeschwerden verstanden werden, denn dann wäre sie gleich stark bei funktionellen und organisch wesentlich mitbedingten Beschwerden. Am ehesten kann man das Erleben von Körperbeschwerden einerseits, von Depressivität und Angst andererseits als unterschiedliche Dimensionen menschlichen Beschwerdeerlebens verstehen (Henningsen et al. 2003).

Das Leiden der Betroffenen hat aber insgesamt noch mehr Komponenten. Das Spektrum aus körperlichen und häufig begleitenden psychischen Beschwerden bildet gewissermaßen den Leidenskern, um den sich weitere Leidenskomponenten gruppieren, die natürlich im Einzelfall genauso unterschiedlich ausgeprägt sind wie die Beschwerden:

- Das Leiden daran, dass sich mit den anhaltenden Körperbeschwerden das Selbstbild verändert – ich erlebe mich nicht nur als krank, sondern häufig auch als schwach und hilflos, verbunden mit entsprechenden Kränkungen, Selbstabwertungen und Selbstvorwürfen. Dieser Leidensaspekt hat auch eine körperliche oder, da es um das subjektive Erleben geht, besser gesagt leibliche Seite: Das Körpererleben insgesamt verändert sich häufig mit dem Beschwerdeerleben, der eigene Körper wird als wenig vital, unzuverlässig oder sogar –

was z. B. stark schmerzende Körperteile angeht – als nicht mehr richtig zugehörig erlebt.

- Das Leiden am ungewissen Krankheitsstatus der körperlich erlebten, aber nicht primär auf körperliche Ursachen zurückzuführenden Beschwerden; damit verbunden sind meist Ärger und Enttäuschungserfahrungen im Gesundheitswesen, ein »Sich-nicht-ernst-genommen-Fühlen«, ein »Sich-Schämen«, aber auch nicht selten ein »Sich-selbst-in-Frage-Stellen« nach dem Motto »Bin ich vielleicht doch nur ein eingebildeter Kranker, eine eingebildete Kranke?«. (Im Hintergrund schwingt auch heute häufig noch ein altes Konzept mit, das mit Krankheit verbunden war: Krankheit als eigene Schuld bzw. als Strafe für schuldhaftes Leben.)
- Das Leiden an den veränderten Beziehungen zu den sogenannten »signifikanten Anderen«, den Partnern, Angehörigen, Kollegen und Freunden. Sie erleben die Betroffenen verändert, sind auch hin- und hergerissen, wie sie die Tatsache finden sollen, dass es so ein Missverhältnis zwischen Körperklagen und körperlichen Befunden gibt, sind hin- und hergerissen zwischen Verständnis und Unterstützung einerseits und Ungeduld und Genervtsein andererseits. Damit sind auch in den Partner- und Freundes-Beziehungen Missverständnisse und weitere Enttäuschungen und Verärgerungen vorprogrammiert.

Charakteristisch für die drei letztgenannten Leidensaspekte ist, dass sie im Gegensatz zu den Beschwerden, die bei jedem gut durchgeführten ärztlichen Untersuchungsgespräch zur Sprache kommen (sollten), nur sehr selten Thema werden – weil die einen, die Betroffenen, das entweder für nicht wichtig, peinlich oder schlicht nicht dazugehörig erleben, und weil die Untersucher:innen sehr oft gar nicht realisieren, dass diese den Kern des Leidens umgebenden Leidensaspekte im Erleben sehr relevant sind.

3.2 Zur Häufigkeit funktioneller Körperbeschwerden

Funktionelle Körperbeschwerden sind, wie schon erwähnt, sehr häufig – es folgen ein paar Schlaglichter dazu.

- Rückenschmerzen, die nur zu einem sehr kleinen Teil auf Bandscheibenvorfälle oder andere Wirbelsäulenkrankheiten zurückzuführen sind, sind weltweit die häufigste Ursache für eingeschränkte Lebensqualität und Alltagsfunktionsfähigkeit, mit Hunderten Millionen Betroffenen. Die durch Rückenschmerzen verursachten sogenannten »Years lived with disability« (»mit Behinderung gelebte Jahre«, ein Maß aus Häufigkeit und Schwere einer nicht-tödlichen Erkrankung) sind zwischen 1990 und 2017 weltweit um 53 % angestiegen (Wu et al. 2020).
- Krankheitswertige funktionelle Körperbeschwerden unterschiedlicher Art liegen je nach Studie und Messmethode bei ca. 10 % der Bevölkerung vor, nur wenig seltener als die bekanntlich sehr häufigen depressiven Störungen (Wittchen et al. 2011, Jorgensen et al. 2022). Frauen sind etwa doppelt so häufig betroffen wie Männer – woran das genau liegt, ist bis heute unklar. Diskutiert werden sowohl biologische wie psychologische und soziale Gründe, die das Beschwerdeerleben und die Bereitschaft beeinflussen, über die Beschwerden zu berichten.
- Für die Hausarztmedizin gilt die Faustregel, dass etwa ein Drittel aller von Patient:innen geklagten Körperbeschwerden funktioneller Natur sind, wovon wiederum ein Drittel so lange anhalten, dass sie als krankheitswertig gelten (AWMF 2018, Haller et al. 2015).
- Auch in den Ambulanzen von Fachärzt:innen für Kardiologie, Gastroenterologie, Neurologie etc. sind im Durchschnitt mindestens 30 % der geklagten Beschwerden funktioneller Natur (AWMF 2018). Das Gleiche gilt auch in anderen somatischen Fachrichtungen wie der Gynäkologie, der Rheumatologie etc. Eine Ausnahme bildet die Dermatologie, da man sich in aller Regel an einen Hautarzt wendet, wenn tatsächlich eine erkennbare Hautschädigung wie z. B. ein Ekzem vorliegt. Funktionelle Beschwerden, etwa ein anhaltender Juckreiz ohne erkennbare Hautreizung, sind in diesem Fach selten, womit es eine Ausnahme im Spektrum medizinischer Spezialitäten darstellt. (Allerdings reagieren Hauterkrankungen wie z. B. die Neurodermitis sehr stark auf psychosoziale Belastungen – es gibt also wichtige psychosomatische Zusammenhänge in der Dermatologie, aber eben nur selten rein funktionelle Körperbeschwerden.)

- Auch an hochspezialisierten medizinischen Zentren finden sich häufig Patient:innen mit funktionellen Körperbeschwerden. So haben die meisten Menschen, die sich wegen eines anhaltend belastenden Schwindels an das Deutsche Gleichgewichts- und Schwindelzentrum in München wenden, einen funktionellen Schwindel. Unter bislang über 37 000 untersuchten Patient:innen war diese Diagnose mit 17,3 % der Fälle die häufigste Form von Schwindel vor dem sogenannten gutartigen Lagerungsschwindel (13,3 %) und einer das Gleichgewichtssystem mitbetreffenden Form der Migräne (vestibuläre Migräne, 12,4 %) (DGSZ 2023). In etwa der Hälfte der Fälle ging dem funktionellen Schwindel eine zum Untersuchungszeitpunkt nicht mehr nachweisbare Schädigung des Gleichgewichtssystems, wie z. B. eine Entzündung des Vestibularisnervs, als Auslöser voraus, in der anderen Hälfte der Fälle entsteht der funktionelle Schwindel, oft gepaart mit Ängsten, ohne solche Auslöser (Habs et al. 2020).
- Ganz wichtig ist die Feststellung, dass funktionelle Körperbeschwerden kein Phänomen vor allem der westlich geprägten Welt mit weit entwickelten, zum Teil hypertrophierten Gesundheitssystemen und einer überversorgten, gesundheitsängstlichen Bevölkerung sind. Weltweite Studien zeigen zwar, dass es regionale Unterschiede gibt (z. B. höhere Raten in Südamerika), diese hängen aber nicht eindeutig und generell mit geographischen oder sozioökonomischen Unterschieden zusammen (Gureje et al. 1997).[3]

3.3 Zum Schweregrad und zu den Auswirkungen funktioneller Körperbeschwerden

Funktionelle Körperbeschwerden sind mehr als nur alltäglich, sind krankheitswertig, wenn sie anhaltend und belastend sind – wenn sie also einen gewissen Schweregrad haben. Das Spektrum möglicher Schweregrade ist aber auch unter diesen krankheitswertigen funktio-

3 Migrant:innen und Geflüchtete haben allerdings durchweg höhere Raten funktioneller Körperbeschwerden – was mit den Belastungen und soziokulturellen Veränderungen zu tun hat, denen sie ausgesetzt sind.

nellen Körperbeschwerden noch groß. Am einen Ende findet sich z. B. eine ältere Frau, die fast permanent über einen leichten Spannungskopfschmerz klagt, der sie durchaus mal plagt, der aber ihre Stimmung nicht beeinträchtigt und sich nur zeitweise und leicht bremsend auf ihre vielfältigen Aktivitäten auswirkt. Am anderen Ende findet sich der junge Mann, der wegen einer schweren funktionellen Gangstörung dauerhaft auf einen Rollstuhl angewiesen ist und zurückgezogen lebt, oder die Frau, deren Erschöpfung so ausgeprägt ist, dass sie über Monate und Jahre kaum das Bett verlassen kann.

Im Durchschnitt hat sich in vielen großen Studien ergeben, dass die gesundheitsbezogene Lebensqualität von Patient:innen mit krankheitswertigen funktionellen Störungen insgesamt sogar niedriger (!) ist als die von Patient:innen mit klar organisch begründeten Beschwerdebildern. Gesundheitsbezogene Lebensqualität bezieht sich auf die durch gesundheitliche Beeinträchtigungen mehr oder weniger eingeschränkte Fähigkeit, emotional, sozial und körperlich in befriedigender Weise am Leben teilnehmen zu können. Beispielsweise zeigte sich in einer Studie mit über 1000 Patient:innen einer neurologischen Ambulanz, dass diejenigen mit den Diagnosen Morbus Parkinson, Epilepsie oder Multipler Sklerose, also mit Erkrankungen mit eindeutigen organischen Veränderungen, eine deutlich höhere Lebensqualität als die Patient:innen mit funktionellen Lähmungen, Anfällen, Schmerzen etc. hatten (Carson et al. 2011). Bei solchen Befunden ist eine möglicherweise begleitende Depression der Patient:innen mit funktionellen Beschwerden »herausgerechnet«. Das heißt, man kann den Unterschied in der Lebensqualität nicht damit erklären, dass die Patient:innen mit funktionellen Beschwerden depressiver sind. Und es ist auch nicht so, dass sich die funktionellen Störungen schneller wieder zurückbilden als organisch begründete. In Nachuntersuchungen solcher Patientengruppen zeigt sich, dass in beiden Gruppen nach einem Jahr zwei Drittel der Betroffenen noch genauso stark beeinträchtigt sind wie zum ersten Untersuchungszeitpunkt. Die Prognose ist also in beiden Gruppen insgesamt nicht gut (Shipstone-Sharman et al. 2021). Patient:innen mit krankheitswertigen funktionellen Körperbeschwerden haben auch eine deutlich erhöhte Selbstmordgefährdung, und zwar unabhängig von möglicherweise begleitenden psychischen Störungen wie einer Depression: Ca. ein Viertel bis ein Drittel von ihnen gaben in verschiedenen Untersuchungen gegenwärtige Selbstmordgedanken und je nach Studie 13 bis 67 % einen zurückliegenden Selbstmordversuch an (Torres et al. 2021).

Diese eindeutigen Belege eines erheblichen, oft sogar hohen Schweregrads krankheitswertiger funktioneller Körperbeschwerden sind auch vielen Ärzt:innen nicht bekannt. Auch unter ihnen hält sich vielfach – natürlich nicht immer! – eine schlicht falsche und die Betreffenden diskriminierende Vorstellung, die sich verkürzt in dem Motto zusammenfassen lässt »Wer nichts organisch Fassbares hat, der hat nichts« bzw. »Das sind doch alles nur Befindlichkeitsstörungen«. Es fällt vielen Kolleg:innen, die in der klassischen Biomedizin sozialisiert sind, einfach enorm schwer, sich vorzustellen, dass es schweres Leiden am Körper ohne klare krankhafte Veränderungen von Körperorganen und ohne gleichzeitig vorliegende schwere psychische Störung wie eine schwere Depression geben kann.

Es liegt auf der Hand, dass es im Bemühen von Patient:innen und Ärzt:innen, organische Erklärungen für die anhaltenden Körperbeschwerden zu finden, auch zu vermehrter »Inanspruchnahme des Gesundheitswesens« kommt, also vermehrten Arztbesuchen, mehr Labor- und bildgebenden Untersuchungen, verbunden mit höheren Kosten. Diese Annahme ist auch vielfach in Studien bestätigt worden. So wurden vor Kurzem die Krankenkassendaten von mehr als 40 000 Versicherten in Bayern mit krankheitswertigen funktionellen Körperbeschwerden mit denen von etwa gleich vielen Versicherten ohne eine entsprechende Diagnose verglichen. Dabei zeigt sich, dass bei Versicherten mit entsprechender Diagnose funktioneller Beschwerden etwa doppelt so viele Computer- und Kernspintomographien durchgeführt wurden, 50 % mehr Arztbesuche und 30 % mehr ambulante Operationen, was mit gut einem Drittel höherer Kosten (und mit den Belastungen durch vermehrte Röntgenstrahlung und Nebenwirkungen der Operationen) einherging (Schneider et al. 2021). In einer dänischen Studie verursachte die Inanspruchnahme des Gesundheitswesens durch Patient:innen mit funktionellen Beschwerdesyndromen gemischten Schweregrads bis zu dreifach höhere Kosten als bei einer

Vergleichsgruppe mit eindeutig organisch begründbaren Beschwerden (Rask et al. 2017).

In der letztgenannten Studie zeigte sich auch exemplarisch eine weitere Auswirkung krankheitswertiger funktioneller Körperbeschwerden: Sie gehen in dieser Gruppe dänischer Patient:innen mit dreifach erhöhter Wahrscheinlichkeit von Arbeitsunfähigkeit und bis zu achtfach höherer Wahrscheinlichkeit von Frühberentungen einher – wohlgemerkt im Vergleich nicht mit Gesunden, sondern mit Patienten mit organisch begründbaren Beschwerden (Rask et al. 2017)! Erhöhte Raten von Arbeitsunfähigkeiten und Frühberentungen, wenn auch meist nicht ganz so ausgeprägt, finden sich auch in anderen Ländern und Studien. Ein typischer Kurzschluss ist dann: »Die werden halt krank, weil sie nicht mehr arbeiten wollen.« Dass das so pauschal aber nichts weiter ist als ein weiteres stigmatisierendes Vorurteil, wird schon beim Blick auf die oben angedeuteten Befunde zur durchschnittlich besonders niedrigen Lebensqualität der Patien:innen mit funktionellen Körperbeschwerden deutlich. Die hohen Arbeitsunfähigkeits- und Frühberentungsquoten sind im Wesentlichen ein weiterer Ausdruck der Einschränkungen und des Leidensdrucks dieser Patient:innen.

3.4 Zu den widersprüchlichen Diagnosebezeichnungen funktioneller Körperbeschwerden

Ein wichtiger praktischer Grund dafür, dass die enorme gesundheitspolitische Bedeutung des Problems funktioneller Körperbeschwerden so sehr unterschätzt wird, ist auch die unübersichtliche und in sich teils widersprüchliche Vielzahl von Bezeichnungen für dieses Problem.

Eine relativ beliebte Metapher ist die Bezeichnung solcher Beschwerdesyndrome als »Stresserkrankung«. Damit werden die Beschwerden als Folge von (meist chronischen) Stressoren, also Belastungen oder Überforderungen, angesehen, anders ausgedrückt als Ausdruck eines Ungleichgewichts von Belastungen und Widerstandsfähigkeit oder neudeutsch »Resilienz«. Diese Sichtweise hat etwas für sich, da sie statt eines Defekts in Form einer organischen Erkrankung eine nicht mehr gelingende Anpassung an belastende Faktoren, also eine Störung eigentlich gesunder Anpassungsmechanismen impliziert. Sie hat aber auch eine schwierige Seite, denn es geschieht leicht, dass der Begriff verkürzt so verstanden wird, als ob es rein um objektive Belastungen gehe, z. B. belastende Bedingungen oder Lebensereignisse, die sich auf Arbeitsplatz oder Familie beziehen. Daraus wird dann gefolgert, dass die Therapie in »Stressreduktion« bestehe, z. B. in weniger/anderer Arbeit, in weniger sozialen Aktivitäten im Privatbereich, mehr Urlaub o. Ä. Jedoch: Nicht die objektivierbaren Belastungen und Ereignisse sind entscheidend, sondern das subjektive Belastungserleben, die subjektive Bedeutung der objektiven Ereignisse, und diese kann vor dem Hintergrund der individuellen Konstitution und Lebensgeschichte sehr unterschiedlich sein. Wenn es, was häufig vorkommt, zu anhaltenden funktionellen Körperbeschwerden ohne objektivierbar nachweisbare spezielle Belastungen kommt, gerät der Begriff der Stresserkrankung an seine Grenzen. Man kann dann natürlich unterstellen, dass das Erleben von Schmerzen, Schwindel oder Erschöpfung ein subjektives Überforderungserleben durch alltägliche Anforderungen anzeigt, das den Betroffenen als solches gar nicht bewusst ist – aber diese Unterstellung bedeutet eine arge Dehnung des Begriffs der Stresserkrankung ins Hypothetische. Sie ist auch in der Regel für die Betroffenen nicht gut akzeptabel, denn sie kann so verstanden werden, als seien sie »zu schwach«, zu wenig resilient, um den ganz normalen Alltag ohne Beschwerden zu bewältigen.

Die meisten Patient:innen, die mit Körperbeschwerden eine ärztliche Praxis aufsuchen und die sich am Ende angemessener Diagnostik als funktionell erweisen, erhalten die Diagnose eines auf die Leitbeschwerde ausgerichteten funktionellen Syndroms: »Reizdarmsyndrom« als Bezeichnung für schmerzhafte Verdauungsstörungen bei intakter Darmphysiologie, »Fibromyalgiesyndrom« für im Körper weit verbreitete gelenknahe Muskelschmerzen in Verbindung mit Erschöpfung und Schlafstörungen beim Fehlen rheumatischer Zeichen in körperlicher Untersuchung und Labor, aber auch »Tinnitus« für Ohrgeräusche ohne nachweisbare Schädigung des Gehörs, »Interstitielle Cystitis« für Blasenentzündungs-ähnliche Beschwerden ohne Entzündungsnachweis u. v. a. seien hier genannt. Der Vorteil solcher Diagnosen ist, dass sie nah am Leitsymptom bleiben und meist ziemlich somatisch klingen, dadurch für die Betroffenen automatisch relativ gut akzeptabel sind, auch dann, wenn sie sich gegen die Annahme wehren, dass ihre Beschwerden etwas mit psychischen Belastungen zu tun haben könnten (vgl. Kap. 5.2).

Ein ganz anderer, früher häufig für diesen Typ von Beschwerden verwendeter Begriff ist der der »medizinisch unerklärten Beschwerden« – gemeint ist natürlich der fehlende Nachweis einer krankhaften Veränderung von Körperorganstrukturen. Die Bezeichnung dieser Konstellation als »medizinisch unerklärt« ist dann selbst schon Ausdruck einer gewissen Hilflosigkeit, und es ist gut, dass sie weniger und weniger benutzt wird (Creed et al. 2010). Was soll man von einer Medizin halten, die für solche häufigen und häufig schweren Beschwerden keine Erklärung hat?

Der in diesem Buch verwendete Begriff »funktionelle Körperbeschwerden« wird in der anfangs erwähnten Leitlinie gebraucht, er ist einer der bislang am besten geeigneten. Er taucht vereinzelt auch in Klassifikationssystemen für Krankheiten wie der »Internationalen Klassifikation von Krankheiten« (ICD) der Weltgesundheitsorganisation (WHO) auf. In diesem System verschlüsseln Ärzt:innen die Krankheiten ihrer Patienten, aufgeteilt in 16 Kapitel verschiedener körperlicher Krankheiten von Infektionen und Krebs über Krankheiten der verschiedenen Organsysteme bis zu Verletzungen einerseits und ein Kapitel zu psychischen und Verhaltensstörungen andererseits.

Funktionelle Körperbeschwerden werden dort in der neuen 11. Auflage der ICD, die nach und nach eingeführt wird, leider wie schon in Vorauflagen nicht als Oberbegriff für einen eigenen Bereich verwendet, was die Sache übersichtlicher machen würde.[4] In einzelnen Unterbereichen körperlicher Krankheiten wird er aber aufgeführt, z. B. als »funk-

4 Nur außerhalb der offiziellen Klassifikation hat sich in der Forschung der Oberbegriff der »funktionellen Körpersyndrome« (functional somatic syndromes) etabliert. Darunter werden dann Syndrome, also ein Komplex aus verschiedenen Symptomen wie das Reizdarmsyndrom (schmerzhafte Verdauungsstörungen), das Fibromyalgiesyndrom (chronische, weit im Körper verbreitete gelenknahe Muskelschmerzen mit Erschöpfung und Schlafstörungen) oder das Chronische Erschöpfungssyndrom (chronische Erschöpfung mit Reduktion der Alltagsfunktionalität um mindestens 50 % und Schmerzen) subsumiert.

tionelle neurologische Störungen« bei den neurologischen Krankheiten oder als »funktionelle gastrointestinale Störungen« im Kapitel der Gastroenterologie. Das Wort »funktionell« soll dabei abgrenzen von »strukturell«, also einer organisch fassbaren krankhaften Veränderung der Körperstruktur. »Funktionell« soll dagegen auf gestörte Funktionsabläufe eines Organs oder des Organismus insgesamt verweisen. Das heißt wie gesagt nicht, dass es keine organische Basis für das Beschwerdeerleben gibt, diese Basis besteht nur nicht aus einem Tumor, einer Entzündung o. Ä., sondern aus gestörten Prozessabläufen im Körper einschließlich Gehirn, die für sich genommen entweder gar nicht messbar oder nicht eigenständig krankheitswertig sind.

Diese funktionellen Störungen sind, wie gesagt, in den unterschiedlichen Kapiteln organischer Krankheiten aufgeführt. Irritierenderweise gibt es im gleichen Klassifikationssystem ICD aber parallel dazu auch die Möglichkeit, funktionelle Körperbeschwerden dem Kapitel der psychischen Störungen zuzuordnen. Sie tauchen dann neben depressiven, Angst- und anderen psychischen Störungen auf. Dieses Vorgehen entspricht einer wirkmächtigen Tradition – nicht, weil die Körperbeschwerden psychischer *Art* seien, das sind sie ja gerade nicht, sondern weil dahinter historisch die Annahme steht, dass die Körperbeschwerden eine psychische *Ursache* hätten, sei es Ausdruck eines unbewussten Konflikts, sei es eine andere Folge unverarbeiteter psychischer Belastungen. In der heute noch gültigen 10. Auflage der Klassifikation psychischer Störungen ICD-10 heißt die entsprechende Kategorie für Patient:innen mit funktionellen Körperbeschwerden bislang »somatoforme Störungen« (übersetzt am ehesten: körperähnliche Störungen), für die es dann wieder Unterkategorien gibt wie die »somatoforme Schmerzstörung«[5].

5 In der neuesten 11. Auflage der ICD, die in einigen Jahren die ICD-10 in der Praxis ablösen wird, wird sich der Charakter des Störungsbilds deutlich verändern und es soll auch der Name ein anderer sein: »somatische Belastungsstörung«. Diese setzt nicht mehr voraus, dass sich keine organische Erkrankung findet, die für die Beschwerden (mit-)verantwortlich ist, stattdessen sind erstmals psychische Auffälligkeiten gefordert, die mit dem Erleben von Schmerzen, Schwindel oder Erschöpfung einhergehen: anhaltende Überzeugung von der Ernsthaftigkeit der Beschwerden, ausgeprägte damit verbundene Ängste und/oder sehr viel Aufmerk-

Gegen die Zuordnung als psychische Störung und damit die als stigmatisierend erlebte Etikettierung als psychisch krank wehren sich erwartungsgemäß viele Patient:innen – nach dem Motto »Ich hab's im Magen und nicht im Kopf«. Allerdings hat diese Perspektive, auch wenn sie auf einer unhaltbaren Ursachenzuschreibung beruht, gewisse Vorteile. So gilt sie unabhängig von der Art und Zahl der funktionellen Körperbeschwerden, sie drückt – auch wenn man die alte Annahme eines psychischen Ursprungs nicht teilt – eine allgemeine Tendenz zum Erleben belastender Körperbeschwerden aus. Dagegen enthalten Diagnosen, die sich auf eine Leitbeschwerde konzentrieren, wie »Reizdarmsyndrom« oder »Erschöpfungssyndrom«, das Risiko, dass vom jeweiligen Behandler »scheuklappenartig« nur auf diese Leitbeschwerde und ihre Diagnostik und Therapie geachtet und die häufige Tatsache schlicht übersehen wird, dass der gleiche Patient zeitgleich oder in der letzten Zeit mehrere andere funktionelle Körperbeschwerden hatte.[6] Ein weiterer gewisser Vorteil ist, dass mit der Diagnose einer somatoformen oder einer somatischen Belastungsstörung ein gewisser Mindestschweregrad verbunden ist; die Diagnose kann erst vergeben werden, wenn Menschen durch die Schmerzen, den Schwindel, die Verdauungsstörungen, die Erschöpfung etc. in ihrem Alltagsfunktionieren eingeschränkt sind und die Beschwerden über eine Mindestzeit meist von sechs Monaten bestehen. Dadurch gelingt eine bessere Abgrenzung zu alltäglichen Körperbeschwerden, die unter dem Begriff der »funktionellen Störungen« in den einzelnen Kapiteln der somatischen Medizin meist nicht so klar ist. Diagnostische Begriffe wie »Reizdarmsyndrom« oder »Fibromyalgiesyndrom« enthalten solche Schweregradkriterien dagegen nicht.

---

samkeit und Zeit, die den Beschwerden gewidmet wird. Insofern psychische Auffälligkeiten gefordert sind, rechtfertigt sich hier, anders als bei den somatoformen Störungen, die Einordnung als psychische Störung also nicht nur aus historischen Ursachenannahmen heraus. Insofern die Diagnose auch dann vergeben werden kann, wenn eine organische Grundkrankheit vorliegt (z. B. im Fall von Patienten mit Multipler Sklerose, die stark erschöpft sind und wegen der Erkrankung große Ängste haben), ist sie für unsere Besprechung der funktionellen Körperbeschwerden nicht zentral relevant.

6 Betroffene mit Fibromyalgiesyndrom erfüllen z. B. in Studien in 30–80 % auch die Kriterien eines Reizdarmsyndroms.

Es gibt auch funktionelle Körperbeschwerdesyndrome, die bislang gar nicht in den offiziellen Krankheitsklassifikationen auftauchen, weder als somatische noch als psychische Störung. Die bekannteste Gruppe solcher Syndrome sind die umweltbezogenen Körperbeschwerden. Gemeint sind weitgehend unspezifische, nicht näher bezeichnete Körperbeschwerden wie Schwindel, Erschöpfung und ähnliche, deren Spezifik aber in der Ursachenzuschreibung liegt. Die Ursache wird – in der Regel vom Betreffenden selbst, aber zum Teil auch von seinem Umfeld – in der Umwelt lokalisiert. Hierzu gehören Amalgam-, Mobilfunkstrahlen- oder Windradschall-bezogene Beschwerden ebenso wie das sogenannte »Multiple Chemikalien Syndrom« (MCS), bei dem eine erhöhte Empfindlichkeit gegenüber auch niedrigst dosierten Umweltchemikalien angenommen wird. So wie bei anderen funktionellen Körperbeschwerden per definitionem keine organische Erkrankung nachgewiesen wird, die die Beschwerden wesentlich erklärt, liegen auch bei den umweltbezogenen Körperbeschwerden trotz angemessen sorgfältiger Abklärung keine Nachweise vor, dass die angeschuldigten Stoffe tatsächlich in schädlicher Konzentration vorliegen.

Zusammenfassend ist die Lage im Hinblick auf die diagnostische Zuordnung ernüchternd: Wenn, oft nach langer Zeit, die wichtige Feststellung erfolgt, dass die geklagten Körperbeschwerden doch nicht primär auf eine organische Grunderkrankung zurückgehen, endet nicht die diagnostische Unklarheit, sie geht auf andere Art weiter. Denn es ist letztlich vom Zufall bzw. von der Ausrichtung des diagnostizierenden Arztes abhängig, ob der Patient die Diagnose einer somatoformen, also einer psychischen Störung oder einer funktionellen, also einer den körperlichen Krankheiten klassifikatorisch immer noch zugeordneten Störung erhält. Dabei sind Patient:innen mit einem Fibromyalgiesyndrom keine anderen Patient:innen als solche mit einer somatoformen Schmerzstörung – das sind im Wesentlichen schlicht unterschiedliche Diagnose-Brillen auf die gleichen Patient:innen. Dass sich aus diesen unterschiedlichen Perspektiven auch sehr unterschiedliche, zum Teil sich widersprechende Therapieansätze ergeben, z. B. Schmerzspritzen versus Psychotherapie, liegt auf der Hand, dazu gleich mehr. Hier ist aber erst noch festzuhalten, dass sich

in diesem Klassifikationsproblem erneut ein größeres Thema ankündigt: Die Aufteilung unserer Krankheiten in körperliche oder psychische ist auch ein hilfloses, die Realität verfehlendes Konstrukt. Sie wird (zumindest) der großen Gruppe der Menschen mit belastenden funktionellen Körperbeschwerden offenkundig nicht gerecht, sie liegen irgendwie dazwischen, dazu später mehr.

3.5 Welche Faktoren tragen zum Entstehen funktioneller Körperbeschwerden bei?

Bislang war nur die Rede davon, welcher Faktor *keine* entscheidende Rolle beim Entstehen anhaltend belastender funktioneller Körperbeschwerden spielt: gegenwärtig vorliegende organische Erkrankungen. Wir hatten aber auch schon erwähnt, dass organische Erkrankungen (z. B. eine Darmentzündung, eine Entzündung des Gleichgewichtsnervs, eine Infektion, eine schmerzhafte Verletzung etc.) sehr wohl Auslöser späterer funktioneller Körperbeschwerden (z. B. eines funktionellen Schwindels, eines Reizdarmsyndroms oder einer funktionellen Schmerzstörung) sein können.

In systematischer Hinsicht ist es, wenn es um die Entstehung funktioneller Körperbeschwerden geht, sinnvoll, drei Arten von Faktoren zu unterscheiden:

- solche, die die Anfälligkeit oder »Vulnerabilität« für eine solche Erkrankung erhöhen, sie also wahrscheinlicher machen,
- solche, die zur Auslösung beitragen,
- solche, die den Verlauf oder die Aufrechterhaltung beeinflussen.

Für alle drei Arten von Faktoren lassen sich sowohl biologische, psychologische wie soziale Faktoren identifizieren – es handelt sich hier also um ein »biopsychosoziales« Erklärungsmodell oder besser: ein Erklärungsnetzwerk. Manche der Faktoren sind sehr spezifisch für die jeweilige funktionelle Erkrankung, andere sind eher unspezifische Faktoren für das allgemeine Auftreten psychischer, psychosomatischer und rein somatischer Erkrankungen.

Ohne Anspruch auf Vollständigkeit hier ein paar beispielhafte Punkte:

- Die *Vulnerabilität*, also die Anfälligkeit für krankheitswertige funktionelle Körperbeschwerden, wird durch genetische Faktoren erhöht, wobei deren Einfluss vermutlich nicht sehr groß und unspezifisch ist. Ein weiterer, für viele Erkrankungen wichtiger Faktor ist das frühere Erleben traumatischer, also zu extremer Ohnmacht führender belastender Erlebnisse wie sexueller oder körperlicher Missbrauch in der Kindheit. Auch weniger traumatische, aber dauerhaft belastende Erfahrungen wie emotionale Vernachlässigung durch wichtige Bezugspersonen, früher Verlust von Bezugspersonen oder soziale Deprivation erhöhen diese Vulnerabilität deutlich. In sogenannten Metaanalysen hat sich gezeigt, dass das frühere Erleben derartiger Belastungen die Wahrscheinlich fast verdreifacht, später im Leben an krankheitswertigen funktionellen Körperbeschwerde-Syndromen zu erkranken (Afari et al. 2014).
  Derartige Erlebnisse beeinflussen bei den Betroffenen zum einen die psychische, zum anderen aber auch die biologische Seite der Stressverarbeitung. Das heißt, sie geraten auf dem Hintergrund ihrer früheren belastenden Erfahrungen bei gegenwärtigen Belastungen sowohl psychisch wie körperlich durch starke Aktivierung u. a. der Stresshormone sehr viel schneller in Anspannung und Bedrohtheitserleben, was das Entstehen psychischer und körperlicher Beschwerden sehr viel wahrscheinlicher macht.[7]
  Interessanterweise erhöhen aber auch kulturelle Faktoren die Vulnerabilität auf regional spezifische Weise: In bestimmten Ländern werden funktionelle Körperbeschwerden mit kultur-typischen Erklärungen versehen, die dann die Behandlung und letztlich das Erscheinungsbild der Beschwerden stark mitprägen. So ist Deutschland bislang ein »Rückenschmerzland«. Bei Menschen mit Schmer-

---

7 Belastende Kindheitserfahrungen sind ein klassisch unspezifischer Risikofaktor, sie erhöhen auch die Wahrscheinlichkeit organischer Erkrankungen, so ist beim (häufigen) gleichzeitigen Vorliegen von vier Typen belastender Kindheitserfahrungen das Risiko z. B. von Krebs- oder Herz-Kreislauferkrankungen um das Doppelte erhöht (Hughes et al. 2017)!

zen u.a. im Rücken, oft begleitet von Erschöpfung und anderen Beschwerden, wird von Betroffenen, aber auch von Behandlern und in der Bevölkerung allgemein sehr oft das diagnostische Etikett »chronischer Rückenschmerz« verwendet, was dann auch entsprechend häufig Therapieansätze zur Folge hat, die sich auf die Wirbelsäule richten, mit Spritzen, Medikamenten und Operationen. In Großbritannien beispielsweise klagen bei vergleichbaren Risikofaktoren wie Übergewicht und Bewegungsmangel sehr viel weniger Menschen über belastende Rückenschmerzen (Raspe et al. 2004), dafür wird dort traditionell das Etikett »Chronisches Erschöpfungssyndrom« vergeben, das ganz andere, oft auf Veränderungen des Immunsystems abzielende Therapien nach sich zieht. Vermutlich sind das jeweils sehr ähnliche Patient:innen, da Schmerzen auch zu diesem Krankheitsbild und Erschöpfung zu chronischen Rückenschmerzen gehört. Die diagnostischen Bezeichnungen sind dabei mehr als nur Etiketten, die an eine Sammlung von Beschwerden geheftet werden, ohne den Inhalt der Sammlung zu verändern. Mit den diagnostischen Etiketten gehen bestimmte Erwartungen zur Art von Beschwerden, zu ihrem Verlauf und zu den passenden Therapien einher, und diese Erwartungen beeinflussen dann die Beschwerden selbst. Daher verändern die Etiketten den Inhalt, sind von ihm gar nicht richtig zu trennen. Dieses Thema wird später noch einmal auftauchen.

- *Auslösefaktoren* für krankheitswertige funktionelle Körperbeschwerden können, wie schon erwähnt, organische Erkrankungen und Unfälle sein, aber auch gegenwärtige Lebensbelastungen sowohl im privaten wie im Arbeitsbereich. Das können isolierte Lebensereignisse sein wie Verlust eines Partners oder Trennung, aber auch kumulative Alltagsbelastungen oder belastende Situationen an einem Arbeitsplatz, an dem man sich z.B. anhaltend nicht ausreichend wertgeschätzt oder gerecht behandelt fühlt. Als besonders krankmachend gelten belastende Situationen, die vom Betreffenden als wenig kontrollier- und beeinflussbar erlebt werden.
- *Aufrechterhaltend* sind zum einen parallel bestehende weitere körperliche oder psychische Erkrankungen aller Art, z.B. von Diabetes und Herz-Kreislauf- über muskuloskelettale bis hin zu neurologischen

Erkrankungen im körperlichen Bereich und vor allem depressive und Angsterkrankungen im psychischen. Zum anderen spielen hier auch die Erwartungen des Betroffenen eine wichtige Rolle: Wenn ich davon ausgehe, dass mein Rückenschmerz, mein Schwindel, meine Erschöpfung lange anhalten werden, ist es auch wahrscheinlicher, dass es so kommt. Zu den Mechanismen dieser »selbst erfüllenden Prophezeiung« später mehr. Die Erwartungen stehen auch in Zusammenhang mit allgemein wirksamen sozialen Faktoren: wenn das Umfeld den oder die Betroffene in der Krankenrolle positiv verstärkt, also z. B. von Aufgaben entlastet und vermehrte emotionale oder ggf. auch finanzielle Zuwendung gibt, steigt die Wahrscheinlichkeit eines längeren und schwereren Verlaufs. Hier ist es wichtig zu betonen, dass das in weit überwiegendem Maß keine bewussten Mechanismen sind nach dem Motto »Prima, ich bleibe lieber krank – ich muss dann nicht arbeiten, und meine Familie ist zu mir als Kranker, als Krankem so nett«. Stattdessen handelt es sich um überwiegend unbewusst wirkende Mechanismen des »Lernens an der Belohnung«.

In erheblichem Maße chronifizierend ist aber auch das Verhalten vieler Ärztinnen und Ärzte: häufig wiederholte, nur auf mögliche organische Ursachen abzielende diagnostische und therapeutische Maßnahmen geben den Betroffenen das Signal, dass sie »richtig« körperlich krank sind – damit verzögern sich zutreffende Diagnosen und dazu passende Therapieansätze. Zudem werden die Patient:innen in der Überzeugung bestärkt, nicht selbst zur Linderung des Leidens beitragen zu können, z. B. durch langsam wieder gesteigerte körperliche Aktivität. Stattdessen warten sie mehr oder weniger passiv ab, ob endlich ein Arzt eine medizinische Lösung für ihr Leiden anbietet.

3.6 Was ist los im Körper eines Menschen mit funktionellen Körperbeschwerden? Traditionelle Erklärungsansätze

Wenn Menschen anhaltend unter belastenden Körperbeschwerden leiden, ohne dass diese eindeutig auf eine organische Grunderkrankung zurückgeführt werden können, stellt sich ja die simple Frage, was da eigentlich los ist im Körper des Betreffenden. Wie entstehen Schmerzen, Schwindel, Übelkeit, Erschöpfung oder Gangstörung ohne diese Grunderkrankungen? Das ist gar nicht so leicht vorstellbar, und es ist eigentlich kein Wunder, dass hier sehr oft die Idee aufkommt, die Beschwerden seien »eingebildet« – was dann schnell gleichgesetzt wird mit »simuliert« oder mindestens mit »nicht ernsthaft«.

Traditionelle Erklärungsansätze für dieses Phänomen lassen sich in zwei recht gegensätzliche Formen einteilen: eine »Top-down«- und eine »Bottom-up«-Variante.

»Top-down« soll heißen, dass es psychische Ursachen sind, die hinter den Körperbeschwerden stecken. Ein Ursprung dieses Erklärungsansatzes ist das Konzept der »Konversion«, das Sigmund Freud (1856–1939) in seiner Beschäftigung mit den Ursachen der damals sogenannten hysterischen Anfälle und anderer Körperbeschwerden seiner Patient:innen entworfen hatte: »Unsere hysterisch Kranken leiden an Reminiszenzen. Ihre Symptome sind Reste und Erinnerungssymbole für gewisse (traumatische) Erlebnisse.« (S. Freud, Über Psychoanalyse, GW 6). Der Körper wird so gewissermaßen zum »Theater der Seele«, das heißt: Auf der Bühne der Körperbeschwerden zeigen sich seelische Belastungen und Konflikte an – die Körperbeschwerden selbst sind also »nur« Indikatoren und nicht das »eigentliche« Problem. So revolutionär es damals war, psychische Faktoren als Ursache körperlicher Beschwerden zu postulieren, so schwierig wurde damit die Erklärung des »rätselhaften Sprungs« vom Seelischen ins Körperliche durch die dann eben sogenannte »Konversion«: Eine unverträgliche Vorstellung werde dadurch unschädlich gemacht, dass ihre »Erregungssumme« ins Körperliche umgesetzt wird. Spätere psychoanalytisch geprägte Ärzte haben das Konversionsphänomen dann »Somatisierung« genannt und damit nicht nur funktionelle, sondern auch organisch begründete Erkrankungen erklärt. Die Annahme, besonders propagiert vom Psychoanalytiker und Arzt Franz Alexander (1891–1964), war dabei, dass es aus innerpsychischen Ursachen zur Blockade der Umsetzung z. B. von aggressiven Impulsen in Handlungen (typisch: Kampf oder Flucht) komme und dadurch zu einer Überaktivierung des autonom-sympathischen Nervensystems, dessen Aktivierung im Rahmen eines aggressiven Impulses zunächst ganz normal ist. Erst die chronische Überaktivierung durch Blockade einer auf den Impuls folgenden Handlung allerdings führe dann zum Auftreten unterschiedlicher Erkrankungen, vom Bluthochdruck über die Schilddrüsenüberfunktion bis zu funktionellen Herzbeschwerden, der damals sogenannten Herzneurose. Dieses Modell hatte den großen Vorteil, dass es eine klare Begründung lieferte für die Anwendung von Psychoanalyse oder allgemeiner Psychotherapie in der Behandlung körperlich Kranker. Die psychotherapeutische Klärung und Bewältigung der psychischen Belastungen und Konflikte hat nach diesem Modell zur Folge, dass die Körperkrankheit von der Bühne verschwindet.[8] Der große Nachteil ist allerdings, dass sich die mit dem Modell verbundene Annahme, dass Patient:innen mit funktionellen Körperbeschwerden eine chronische Überaktivierung des autonomen Nervensystems aufweisen, nie empirisch nachweisen ließ.[9]

In den letzten Jahrzehnten sehr viel verbreiteter als dieser Top-down-Erklärungsansatz war die Bottom-up-Variante. Sie geht aus von der Reizung von Sinnesrezeptoren, die sozusagen an der Peripherie liegen, also z. B. auf der Netzhaut, wenn es um das Sehen geht, oder in Haut, Muskeln und inneren Organen, wenn es um Schmerzreize geht. Diese Reize werden dann von unten nach oben oder besser, von peripher nach zentral, ins Gehirn, geleitet und verarbeitet. Wie wir alle aus Erfahrung wissen, kann die darauf basierende Wahrnehmung eines Gegenstands in der Umwelt oder eines Schmerzes im Körper auch z. B. durch Ängste beeinflusst werden (der unscharfe Umriss in der Dämmerung erscheint dann als gefährliches Tier) oder durch Aufmerksam-

---

8 Bezeichnend ist in diesem Zusammenhang die Formulierung von Alexander Mitscherlich (1908–1982). Seiner Annahme nach war, ganz im Sinne dieses Modells, Psychosomatische Medizin die Erprobung der Reichweite der Psychoanalyse in der Medizin.

9 In therapeutischer Hinsicht bedeutete das Modell zwar eine Legitimation psychotherapeutischer Behandlungsansätze, gleichzeitig erschwerte es sie aber auch in der konkreten Umsetzung. Das Modell legt ja nahe, dass das eigentlich zu bearbeitende Problem ein »dahinterliegendes« psychisches sei und die vom Patienten geklagten Körperbeschwerden nur ein Anzeichen dafür, gewissermaßen also eher ablenkendes Beiwerk. Wenn die Therapeutin dies dem Patienten vermittelt, fühlt er sich – als in seinem Erleben eindeutig körperlich Kranker – fundamental missverstanden (»Ich hab's im Bauch und nicht im Kopf«), die therapeutische Beziehung wird also von Anfang an durch die Modellannahmen belastet.

keit oder Ablenkung (der Zahnschmerz wird gar nicht mehr wahrgenommen, als ein Freund unerwartet auftaucht) – aber diese Einflüsse auf die primär von den Sinnesreizen ausgehende Wahrnehmung kommen in diesem Modell sozusagen hinterher, sind sekundärer Natur. Die Erklärung belastender Körperbeschwerden ist dann ganz analog: Als Grundlage gelten in sich eigentlich normale, mehr oder weniger immer vorhandene Körpersignale (ein Bauchgrummeln, ein Muskeldehnungsreiz, ein kurzes Störungssignal aus dem Gleichgewichtssystem etc.). Diese werden dann aber durch eine sogenannte »zentrale Sensitivierung« (also ein »überempfindlich eingestelltes« zentrales Nervensystem) bzw. durch einen psychologischen sogenannten »Amplifizierungsprozess« so stark verstärkt, dass es zur Wahrnehmung belastender Körperbeschwerden statt nur harmloser Körperreize kommt. Dieses Modell hat den praktischen Vorteil, dass es eine gut verständliche Bewältigungsperspektive für die Betroffenen anbietet: Ich muss daran arbeiten, Körperreize zu »entkatastrophisieren« und zu »normalisieren«. Allerdings haben sich auch für dieses Modell bestenfalls geringe empirische Nachweise finden lassen, sodass hier insgesamt festzuhalten ist, dass die traditionellen Erklärungsansätze der Frage, was genau im Körper eines Menschen los sei, der unter funktionellen Körperbeschwerden leidet, selbst noch viele Fragen offen lassen – wir kommen darauf später zurück. Und auch hier sehen wir, wie bei der Klassifikation, ein nicht sehr realitätsgerecht wirkendes Aufteilen in zwei recht gegensätzliche Ursachenkonzepte: von der Psyche *oder* vom Körper her.

3.7 Wie wirksam sind aktuelle Therapieansätze?

Die meisten Patienten mit krankheitswertigen funktionellen Körperbeschwerden werden über lange Zeit nicht angemessen behandelt, weil (noch) keine zutreffende Diagnose gestellt wurde. Unter der zunächst verständlichen, aber letztlich falschen Annahme einer primär somatischen Ursache werden medikamentöse oder eingreifendere operative Therapien verfolgt, die diese unterstellte Ursache korrigieren sollen; dabei stützen sie sich oft, wie schon erwähnt, auf überinterpretierte

Labor- oder Bildgebungsbefunde. Zum Einsatz kommen dann entzündungshemmende oder durchblutungsfördernde Mittel, Spritzen, Operationen einer Bandscheibenvorwölbung etc. Es werden natürlich auch jede Menge Medikamente verschrieben, die die Symptome lindern sollen, unabhängig von der Ursache: z. B. Schmerzmittel, verdauungsregulierende Mittel, Anti-Schwindel-Mittel.

Aber auch dann, wenn erkannt wurde, dass es sich um eine funktionelle Störung handelt, bleibt die therapeutische Lage so uneinheitlich wie die dafür verwendeten Diagnosen. Unter der Diagnose eines Reizdarmsyndroms wird sich die Gastroenterologin therapeutisch in der Regel auf verdauungsregulierende Medikamente beschränken, und es bleibt mehr oder weniger dem Zufall überlassen, ob andere, nicht darmbezogene Beschwerden der Patientin überhaupt in den Blick kommen und in der Therapieplanung berücksichtigt werden. Landet die gleiche Patientin unter der Diagnose einer somatoformen oder somatischen Belastungsstörung doch bei einem Psychotherapeuten, sagt schon die Berufsbezeichnung, welche ganz anders geartete Therapie sie dort erwartet: Psychotherapie unterschiedlicher Schulrichtung und Intensität. Gezielte medikamentöse Ansätze zur Behandlung der vermehrten Tendenz zum Erleben belastender Körperbeschwerden gibt es nicht, wenn man einmal davon absieht, dass Antidepressiva auch bei funktionellen Schmerzen lindernd wirken können.

Entsprechend uneinheitlich sind natürlich auch die wissenschaftlichen Therapiestudien in dem Feld – die meisten Untersuchungen beziehen sich auf einzelne funktionelle Körperbeschwerdesyndrome wie das Reizdarm- oder das Fibromyalgiesyndrom, viel weniger Studien sind unter im weitesten Sinne psychischen Diagnosen durchgeführt worden. Nimmt man eine Vogelperspektive ein, wird insgesamt deutlich, dass die Therapien, die die Patient:innen aktiv einbeziehen, sei es z. B. in einer Psychotherapie oder in einer aktivierenden Krankengymnastik, wirksamer sind als diejenigen Therapien, die Patient:innen nur passiv »über sich ergehen lassen«, seien es Medikamente, Spritzen oder Operationen. So gibt es vielfache Nachweise, dass Psychotherapie bei Patient:innen mit funktionellen Körperbeschwerdesyndromen hilfreich ist – allerdings ist das Ausmaß an Beschwerdelinderung und Verbesserung der Lebensqualität typischerweise geringer, als es bei der psychotherapeutischen Behandlung von Patienten mit depressiven oder Angststörungen der Fall ist (Henningsen et al. 2018).[10] Besonders hilfreich sind kombinierte, sogenannte multimodale Therapieprogramme, in denen mehrere der aktivierenden Therapieverfahren wie Einzel- und Gruppenpsychotherapie, körperorientierte Psychotherapie und Krankengymnastik mit somatischer Diagnostik und Therapie untereinander im Team abgestimmt kombiniert werden. In Deutschland gibt es dafür im internationalen Vergleich besonders gute Möglichkeiten in den Kliniken für Psychosomatische Medizin (Zipfel et al. 2016, Doering et al. 2023).

Insgesamt sind umfassende therapeutische Besserungen bei schwereren funktionellen Körperbeschwerden nicht leicht zu erzielen. In der Regel gelingt es, eine deutliche Verbesserung der gesundheitsbezogenen Lebensqualität zu erreichen, das heißt, dass die Betroffenen nach einer Therapie wieder besser und zufriedener am Leben teilnehmen können. Die Beschwerden selbst, die ja meist schon jahrelang bestanden, bestehen allerdings meist auch nach Ende einer mehrwöchigen multimodalen Therapie noch, wenn auch in geringerer Ausprägung. Im längeren Verlauf kommt es auch zu anhaltenden Symptomrückbildungen, wenn auch nicht in der Mehrheit bereits chronifizierter Fälle.

3.8 Die Probleme im Umgang mit funktionellen Körperbeschwerden: eine Zusammenfassung

Es gibt, das sollte hier deutlich werden, durchaus eine ganze Menge gesicherten Wissens zu »unserem Problemkind« – aber es gibt eben auch eine ganze Menge Probleme. Das klinische Phänomen ist sehr häufig, das Leiden der Betroffenen ist oftmals sehr groß und die Kosten für Gesundheitswesen und Gesellschaft sind hoch – aber die Anstren-

---

10 Dies erklärt sich schon aus dem Umstand, dass Patient:innen, die ihr Leiden primär als körperlich begründet erleben, längere Zeit benötigen, bis sie sich auf eine psychotherapeutische Vorgehensweise einlassen, bei der »nur gesprochen« wird. Ähnlich wie Patient:innen mit organischen Grunderkrankungen wie z. B. Krebs merken sie im günstigen Fall dann aber, dass diese Gespräche ihnen helfen, mit Beschwerden und Erkrankung besser zurechtzukommen.

gungen in Versorgung und Forschung zur Reduktion des Problems und Linderung des Leidens sind insgesamt nicht angemessen groß genug. Fassen wir die bisher aufgetauchten Probleme noch einmal zusammen:

- Funktionelle Körperbeschwerden werden trotz ihrer Häufigkeit und trotz des damit verbundenen durchschnittlich hohen Leidensdrucks meist zu spät als solche erkannt. Es finden oft jahrelang unpassende und sogar schädliche Therapieversuche »auf der somatischen Schiene« statt. Es bilden sich »unheilvolle Koalitionen« zwischen Patient:innen und Behandler:innen, die gemeinsam hoffen, doch noch eine organische, also eine scheinbar legitime Erklärung für die Beschwerden, für das damit verbundene Nicht-mehr-Können zu finden. Wenn sich doch nichts Organisches findet, nehmen viele Behandler:innen die Patient:innen nicht mehr ernst nach dem Motto »Wer nichts Organisches hat, der hat nichts (bestenfalls eine Befindlichkeitsstörung)«.
- Patient:innen wehren sich oft gegen die Feststellung eines funktionellen Hintergrunds und fühlen sich damit als »eingebildete Kranke« hingestellt und entsprechend stigmatisiert. Es ist oft besonders schwer, eine tragfähige und stabile therapeutische Beziehung zwischen Behandlerin und Patient aufzubauen. Teilweise finden regelrechte Kämpfe um Anerkennung des Leidens als »echte« körperliche Krankheit statt.
- Die diagnostischen Herangehensweisen sind in der Medizin insgesamt ganz uneinheitlich und zum Teil widersprüchlich. Zum einen teilen sie sich in scheinbar gegensätzliche somatische und psychische Zugänge auf, zum anderen sind sie innerhalb des somatischen Zugangs meist fragmentiert nach der aktuell jeweils im Vordergrund stehenden Leitbeschwerde und dem dafür als zuständig erachteten somatischen Fachgebiet, unter Ausblendung der oft vorliegenden anderen Körper- und psychischen Beschwerden.
- Entsprechend widersprüchlich und fragmentiert sind auch die therapeutischen Zugänge. Sie sind traditionell charakterisiert durch ein »Entweder-Oder« von rein somatischen oder rein psychotherapeutischen Therapieansätzen – das naheliegende »Sowohl-als-Auch« wird nur selten verwirklicht. Alle Behandler:innen, gleich ob mit primär

somatischem oder primär psychotherapeutischem Selbstverständnis, tendieren dazu, Patient:innen mit funktionellen Körperbeschwerden als »schwierig« zu erleben, weil ihre Behandlungen weder in die gängigen Muster somatischer noch in die Muster psychisch ansetzender Therapien passen und weil die Patient:innen oft unzufrieden sind mit den Behandlungen.

- Grundsätzlich fällt diese Patientengruppe systematisch »zwischen die Stühle« einer Medizin, die scharf zwischen körperlichen und psychischen Krankheiten trennt. Keine der beiden Seiten erlebt diese Patientengruppe als ihre Kernklientel, weder die somatischen Fachdisziplinen wie Kardiologie, Gastroenterologie oder Neurologie noch die Psychiatrie. Am ehesten fühlen sich Allgemeinmediziner:innen, also Hausärzt:innen, für diese Patient:innen mit zuständig. Die einzige Disziplin, die diese Patientengruppe zu ihrer Kernklientel zählt, ist der deutsche Sonderfall der eigenständigen Psychosomatischen Medizin – diese ist aber ein kleines Fach und außerhalb Deutschlands in dieser eigenständigen Form praktisch nirgends vorzufinden.

Außer diesen im Text bereits erwähnten gibt es noch weitere Probleme, die den Umgang mit funktionellen Körperbeschwerden erschweren:

- Das im Medizinstudium vermittelte Wissen und Können zum Umgang mit Patient:innen mit krankheitswertigen funktionellen Körperbeschwerden ist viel zu gering und steht in keinem Verhältnis zur klinischen Bedeutung des Themas. Auch die seit einigen Jahren stärkere Betonung kommunikativer Kompetenzen in der Ausbildung hat daran noch nichts Wesentliches geändert. Auch in der fachärztlichen Weiterbildung spielt das Thema trotz der Häufigkeit der Fälle bestenfalls eine untergeordnete Rolle.
- Unser Abrechnungssystem für ambulante ärztliche Leistungen bildet Leistungen im angemessenen Umgang mit Patient:innen mit funktionellen Körperbeschwerden, die viel mit guter Kommunikation und auch mit dem Unterlassen unnötiger technischer Untersuchungen zu tun haben, nur unzureichend ab. Insofern gibt es auch kein ökonomisches Interesse daran, diese Patientengruppe gut zu versorgen – eher sogar ein Disincentive als ein Incentive.

- Die pharmazeutische und die medizintechnische Industrie haben kein Interesse an dem Feld, da es sich weder für spezifische medikamentöse Therapien noch für medizintechnisch hochgerüstete Diagnostik eignet. Damit fehlen zwar im positiven Sinne Korruptionsanreize, es fehlen aber auch Gelder insbesondere zur Forschungsunterstützung.
- Stattdessen gibt es ein breites Angebot an komplementärer Medizin, von der Naturheilkunde bis zu Heilpraktiker:innen unterschiedlichster Ausrichtung, die von der Unzufriedenheit der Patient:innen mit anhaltend belastenden Körperbeschwerden mit der sogenannten »Schulmedizin« gut leben können. Diese »Schattenwirtschaft« ist für die Anbieter lukrativ, für die Betroffenen wird sie aber oft zu einer zusätzlichen, dann auch finanziellen Belastung.
- In den Medien werden oft einfache, regelhaft primär an vermeintlichen Organstörungen ansetzende Lösungen für das Leiden an belastenden Körperbeschwerden propagiert, eine bestimmte Spritze, eine Operation, eine Blutwäsche o.Ä. Das kommt dem verbreiteten Wunsch der Betroffenen entgegen, organische Ursachen und Therapien für ihre Beschwerden zu erhalten, und verspricht so Auflage, Quote und Klickzahlen. Allerdings gibt es in den klassischen Medien seriöser Art (Zeitungen, Funk und Fernsehen) nicht selten auch differenzierte Beiträge zum Thema, die neben möglichen körperlichen auch psychische und soziale Hintergründe des Leidens an Körperbeschwerden beleuchten. Die sozialen Medien sind dagegen wie bei anderen Themen auch überwiegend Echokammern extremer, einseitiger, meist rein organischer Erklärungsmodelle für solche Beschwerden, verbunden mit Diffamierungen all derer, die eine davon abweichende Sicht vertreten – besonders ausgeprägt in der Auseinandersetzung um die Erschöpfung (s.o.).
- Auch die Politik erliegt immer wieder der Versuchung, einseitig körperliche Ursachen anhaltender Körperbeschwerden zu propagieren und deren Erforschung zuungunsten anderer Faktoren zu priorisieren. Besonders deutlich lässt sich das an den Bemühungen verfolgen, die Ursachen von Long bzw. Post Covid aufzuklären. Diese Tendenz hat sicher auch damit zu tun, dass dadurch Erwartungen potenzieller Wähler:innen erfüllt werden.

Was tun? Angesichts dieser Probleme ließe sich an vielen Stellen ansetzen: Verbesserung der Aus- und Weiterbildung der Ärzt:innen, insbesondere mit Förderung spezifischer kommunikativer Kompetenz, Verbesserung der Klassifikationsmöglichkeiten, Weiterentwicklung von Psychotherapieformen, die speziell auf Patient:innen ausgerichtet sind, die sich primär körperlich krank erleben, Verbesserung der Vergütungsstrukturen und so weiter. Manches davon wurde und wird schon in Angriff genommen, aber wir wollen hier diesen sonst üblichen »melioristischen«, also auf graduelle Verbesserungen bauenden Weg zunächst einmal nicht einschlagen. Dafür gibt es bereits die Leitlinien, Lehrbücher und ggf. die gesundheitspolitische Lobbyarbeit. Wir wollen uns aber auch nicht auf die nihilistische These zurückziehen, dass sowieso gar nichts besser werden darf, weil sonst die Grundfesten des herrschenden Medizinsystems gesprengt würden …

Ich möchte hier einen im Wortsinn radikaleren Weg verfolgen – »back to the roots«. Es sollen die Wurzeln einiger der benannten Probleme beleuchtet werden – weil sich aus besserer Kenntnis dieser Wurzeln Vorschläge ableiten lassen, wie sich in veränderter Haltung mit einem veränderten Gesundheits- und Krankheitsverständnis und -system besser mit den vielen Menschen umgehen lässt, die unter funktionellen Körperbeschwerden leiden. Darüber hinaus ergibt sich daraus, so die Hoffnung, eine hilfreiche Orientierung für Fragen des Umgangs mit Gesundheit, Krankheit und Medizin insgesamt.

Aber bevor wir dazu kommen, sollen hier die drei Fallbeispiele von oben noch ergänzt werden.

3.9 Die drei Fallbeispiele: und was sich sonst noch ergab …

Im Folgenden werden zur Illustration ausschnitthafte Aspekte zusammengestellt, die sich bei genauerer Kenntnis der jeweiligen Fälle, z. B. im Rahmen einer guten allgemeinärztlichen oder auch psychosomatisch-psychotherapeutischen Behandlungsbeziehung ergeben können.

Natürlich gelingt es nur in einer Minderheit der Fälle, über eine längere therapeutische Beziehung solche näheren Informationen bzw. therapeutischen Prozesse zu erhalten/zu erreichen – die Mehrzahl der Betroffenen bleibt »unverstanden« in der Schiene immer wiederholter, aber letztlich fruchtloser rein somatischer Abklärungen und Therapieversuche.

Christine U., 38-jährige Architektin:
Angesichts der ausgeprägten Beeinträchtigung und lange anhaltenden Arbeitsunfähigkeit bei unklarer Befundlage empfahl die Hausärztin der Patientin die Vorstellung in der psychosomatischen Ambulanz einer nahe gelegenen Klinik. Dort wurde unter der Diagnose einer somatoformen Störung in Verbindung mit einer gemischten Angst- und depressiven Störung eine stationär psychosomatische Behandlung empfohlen. Die Patientin stimmte trotz ihrer Zweifel dieser Maßnahme zu, weil ihr die Hausärztin gut zuredete und weil sie keine Alternative sah. In der dortigen multimodalen Behandlung half ihr das Zusammensein mit ähnlich betroffenen Patient:innen rasch, um sich mit ihren Gesundheitsproblemen nicht so allein zu fühlen; auch konnte sie aus der Gruppenpsychotherapie Anregungen für einen fürsorglicheren Umgang mit sich finden. Die Einzelpsychotherapie half ihr, neben der beschwerdeauslösenden Entzündung des Gleichgewichtsnervs auch andere Faktoren wahrzunehmen, die zur Beschwerdeaufrechterhaltung beitrugen. Für sich als relevant erkannte sie den langsam drängenden, bisher unerfüllten Kinderwunsch und die uneingestandene Kränkung über mangelnde Anerkennung ihrer Arbeitstätigkeit. Beides beeinflusste ihr Selbsterleben als unter Druck stehend und geschwächt und förderte ihre ängstliche Erwartung, bei jeder Aktivität vermehrt Schwindel und Gangunsicherheit zu erleben. In der psychosomatischen Physiotherapie und in den Körperpsychotherapien konnte sie dann aber Erfahrungen gelingender Körperkontrolle und wohltuenden Körpererlebens in Beziehungen mit anderen machen, die ihr Sicherheitsgefühl verbesserten.

Norbert H, 59-jähriger Büroangestellter:
Auf Empfehlung eines Bekannten wechselte Norbert H. zu einer neuen Hausärztin. Diese ließ sich die Vorbefunde kommen und realisierte rasch, dass bei dem Patienten ein deutlich vermehrtes Inanspruchnahmeverhalten des Gesundheitswesens vorliegt, subjektiv motiviert durch immer wieder neue Beschwerden und Beschwerdezunahmen. Nachdem der Patient auch in ihrer Praxis recht häufig ungeplant in kurzen Abständen erschienen war, bot sie ihm regelmäßige Sprechstundentermine alle zwei Wochen unabhängig vom Beschwerdeausmaß an – diese Maßnahme allein reduzierte den durchschnittlichen Beschwerdedruck beim Patienten deutlich. Zusätzlich klärte sie ihn in extra anberaumten Gesprächen über die funktionellen Zusammenhänge und »Teufelskreise« zwischen Anspannung und Schmerz oder zwischen Erschöpfung und Schonungsbedürfnis auf. Sie ermutigte ihn zu einer stufenweisen vorsichtigen Steigerung seiner körperlichen Aktivität und ließ sich in den Sprechstunden berichten, welche Fortschritte er dabei machte. Der Patient fühlte sich durch diese hausärztlichen Maßnahmen erstmals in seinen Beschwerden ernst genommen, er ging deutlich seltener zu Fachärzt:innen. Gleichzeitig wurde er nicht nur körperlich aktiver, sondern nahm auch zuletzt brachliegende soziale Kontakte wieder auf.

Sandra K., 26-jährige Drogerie-Fachverkäuferin:
Nachdem die Diagnose eines funktionellen Anfallsleidens gestellt worden war, erhielt die Patientin eine Überweisung zu einer wohnortnahen Psychotherapeutin. Dass sie auf einen ersten Termin dort mehr als drei Monate warten musste, irritierte sie nicht. In der erweiterten Anamnese während eines dann stattfindenden Vorgesprächs mit der Psychotherapeutin deutete die Patientin an, dass im zeitlichen Zusammenhang mit den ersten Anfällen belastende Erfahrungen aus ihrer Kindheit wieder wachgerufen worden waren. Es stellte sich in weiteren Gesprächen nach und nach heraus, dass sie damals von einem Freund körperlich misshandelt worden war, was Erinnerungen an körperliche Misshandlungen und auch sexuelle Übergriffe in ihrer Kindheit weckte. Diese Erfahrungen konnten im Laufe der längeren Psychotherapie bearbeitet werden, auch mit so-

genannten traumaspezifischen Methoden. In der Folge kam es zwar nur zu einer leichten Abnahme der Anfallsfrequenz, aber zu einer deutlichen Abnahme der anfallsbedingten Einschränkungen. Die Patientin traute sich wieder mehr zu und fand auch eine neue Arbeitsstelle.

Soweit die ausschnitthaften Ergänzungen zu den drei Fallbeispielen. Sie sollen zeigen, dass es therapeutische Chancen und Hilfsmöglichkeiten unterschiedlicher Art gibt. Zwei Voraussetzungen sind dafür allerdings notwendig, die in der Praxis leider sehr oft nicht gegeben sind: Es wird erstens vonseiten der Ärzt:innen und des Gesundheitswesens irgendwann erkannt, worum es sich handelt, nämlich funktionelle Körperbeschwerden erheblichen Ausmaßes; und zweitens gibt es aufseiten der Patient:innen keinen ausgeprägten Widerstand gegen alles, was auch nur im Entferntesten nach »Psyche« klingt. Stattdessen gibt es eine ausreichend stabile Veränderungsmotivation, die Betroffenen hilft, angebotene Behandlungsansätze ernsthaft zu verfolgen.

Nun könnte man denken: Ist doch eigentlich alles gut, wir müssen das Problem belastender funktioneller Körperbeschwerden also bei mehr Betroffenen früher erkennen und ihnen allen vergleichbar wirkende therapeutische Maßnahmen anbieten wie in den Fallbeispielen skizziert – dann ist die Lage doch gar nicht mehr so problematisch? Das wäre aber ein Fehlschluss aus den hier gewählten Beispielen. Denn diese vergleichsweise positiven Fallbeispiele dienten der Illustration einfacherer und komplexerer therapeutischer Möglichkeiten. Zahlenmäßig bei Weitem überwiegen jedoch die therapeutischen Unmöglichkeiten – und diese haben viel mit der »unheilvollen Koalition« zwischen rein auf körperliche Ursachen und Behandlungsansätze fixierten Patient:innen und Behandler:innen und mit den weiter oben aufgezählten weiteren Problemen im Umgang mit unserem Thema zu tun. Darum ist es ungeachtet dieser Fallbeispiele jetzt notwendig, sich den Wurzeln dieser Probleme und den möglichen grundsätzlicheren Auswegen zuzuwenden. Das führt uns erst einmal weiter weg vom klinischen Problem. Später, im 5. Kapitel, kommen wir darauf aber zurück.

KAPITEL 4

Einige Wurzeln, erste Schritte

Zwei wichtige Wurzeln für die Probleme im Umgang mit Menschen mit anhaltend belastenden funktionellen Körperbeschwerden sind schon genannt, und diesen will ich hier nachgehen. Gemeint ist zum einen die sich durchziehende Aufteilung in Körper und Psyche und zum anderen die nur scheinbar schlichte Frage, was genau eigentlich Krankheit ist. Eine mögliche Antwort auf diese Frage bildet den Anfang erster Wege, die im weiteren Verlauf des Buchs dann aus den Schwierigkeiten im Verständnis von und im Umgang mit belastenden Körperbeschwerden herausführen können.

4.1 Körper und Psyche in der Medizin: eine ungleiche Aufspaltung erst seit der Neuzeit

Ein Blick zurück: Im Mythos waren die Welten der Götter und der Menschen ungetrennt, Geister und Dämonen galten als Verursacher von Krankheiten. Entsprechend ging es in der damaligen Heilkunde bis zu den Griechen und Römern auch um ein ungetrenntes Zusammen-Behandeln von Körper, Seele und Geist(ern), Ärzte waren oft zugleich Priester. Von den Griechen stammt aber auch ein erstes gut ausgearbeitetes nicht-religiöses Krankheitsmodell, die sogenannte Humoralpathologie des Hippokrates (460–377 v. Chr.), nach der Krankheit auf eine falsche Mischung der vier Körpersäfte Blut, Schleim, gelbe und schwarze Galle zurückgeht; das hat die Medizin über viele Jahrhunderte geprägt. Allerdings waren auch in diesem Krankheitsmodell Körper und Psyche ungetrennt, die Psyche war so etwas wie die Lebenskraft und die Koordinatorin des Körpers. Solche ungetrennten (Krankheits-)Modelle von Körper und Psyche finden sich in anderen Kulturen bis heute.

Unsere moderne westliche Medizin dagegen arbeitet in ihren Konzepten, aber auch in ihrer täglichen diagnostischen und therapeutischen Praxis mit einer Spaltung oder, etwas harmloser bezeichnet, Aufteilung: der zwischen Körper und Psyche. Diese geschichtlich noch eher junge, uns heute trotzdem so selbstverständlich erscheinende und keineswegs nur für die Medizin relevante Spaltung wird landläufig auch als Dualismus bezeichnet und am häufigsten mit dem Wirken des Philosophen René Descartes (1596–1650) in Verbindung gebracht. Nach seiner Vorstellung waren Körper und Psyche zwei verschiedene Wesenheiten. Er nahm an, dass sie im Gehirn, genauer in der Zirbeldrüse, miteinander in Kontakt treten, ansonsten ganz getrennt sind. Im Zuge dieser Spaltung hat sich in der Erforschung des Körpers, oder noch allgemeiner der Materie, die Naturwissenschaft mit ihrer Leitwissenschaft der Physik, aber auch mit Chemie und Biologie entwickelt. Diese Wissenschaften wurden auch in der Medizin spätestens im 19. Jahrhundert prägend. (Entsprechend zentral sind für den werdenden Arzt, die werdende Ärztin diese Fächer und die darauf aufbauende Physiologie und Biochemie im ersten Studienabschnitt.) Zu den naturwissenschaftlichen Prinzipien gehört, dass sowohl das normale Funktionieren des Körpers wie die krankhaften Veränderungen von Funktion und Struktur der Organe daraufhin analysiert werden, welche Mechanismen im Körper, auf Ebene der Zellen und ihrer Bestandteile, also z. B. der Gene, Proteine und Botenstoffe, objektiv nachweisbar und ursächlich sind – für das normale Funktionieren genauso wie für die krankhaften Abweichungen davon. Dabei kann es sich um genetische Mutationen, Entzündungsprozesse, Störungen der Zellteilung oder anderes handeln. Gelegentlich wird das zugrunde liegende Konzept als »Maschinenmodell« des Körpers bezeichnet, Medizin als Reparatur kaputter Maschinenteile und Mechanismen also. Dieses Bild stimmt allerdings nur bedingt, denn in der naturwissenschaftlichen Perspektive werden auch die Anpassungsprozesse berücksichtigt, die einen lebenden Körper vor Schäden schützen sollen (das Fieber zur Bekämpfung der Infektion, die Vernarbung zur Stabilisierung der Wunde etc.) und die ihn damit von einer typischen Maschine unterscheiden. Die medizinische Forschung beschreibt dabei nicht nur immer komplexere Signalwege zwischen Zellen und Zellbestandteilen, sie sucht auch nach »Andockstellen« für geeignete Medikamente, die Störungen in den Signalwegen ausgleichen können. Mittlerweile werden die Unmengen an Daten, die bei diesen Untersuchungen anfallen, auch mithilfe von Künstlicher Intelligenz analysiert, um so Muster erkennen zu können, die z.B. Krankheitsfrüherkennung erleichtern oder neue Andockstellen für mögliche Medikamente aufdecken.

Der Fortschritt der naturwissenschaftlich basierten Medizin erfolgte aber auch auf anderem, mehr technischem Weg: Neue Methoden z.B. der computerisierten Bildgebung und der Endoskopie haben die Diagnostik vorangebracht, viele weitere neue Techniken haben die Operationsergebnisse verbessert und den dauerhaften künstlichen Ersatz von Körperorganen wie Augenlinsen oder Gelenken ermöglicht.

Die Erfolge dieser modernen Medizin sind unbestritten und wir alle sind für ihre Möglichkeiten insbesondere bei Vorliegen akuter Organerkrankungen dankbar. Aber unbestritten sind auch die Probleme, die mit dieser modernen Medizin einhergehen, sowohl in der biomedizinischen Forschung, deren Qualität und Reproduzierbarkeit häufig infrage gestellt wird (Dirnagl et al. 2022), wie auch in der Praxis des heutigen Gesundheitsversorgungssystems, wo es um die Fehl-, also Über- und Unterversorgung, um die hohen Kosten oder das Überwiegen kurativer gegenüber präventiven Ansätzen der Gesundheitsversorgung geht (»Reparatur statt Vorbeugung«).

Doch uns geht es um anderes: Ausgehend von unserem Fokus auf das belastende Erleben funktioneller Körperbeschwerden ist die für uns besonders relevante Frage ja, welchen Platz die Psyche, und hier insbesondere das subjektive Erleben, seine Qualitäten und Bedeutungen, in der naturwissenschaftlich orientierten Medizin hat. Die provokativ kurze Antwort ist: keinen. Die etwas längere und weniger provokative ist: keinen durch das zugrunde liegende wissenschaftliche Modell systematisch zugewiesenen. Natürlich spielt das subjektive Erleben von Patient:innen eine wichtige Rolle in der Praxis jeder nur halbwegs guten Medizin. Es ist ja, wenn es um das Erleben von Beschwerden geht, oftmals der Anlass für das Aufsuchen des Gesundheitssystems und es hat auch in der Folge einen wesentlichen Einfluss auf das diagnostische und therapeutische Handeln der zuständigen Ärzt:innen. Und natürlich gibt es in unserem Gesundheitsversorgungssystem heutzutage jede Menge psychosoziale »Services«, die auf unterschiedlichen Ebenen und mit unterschiedlichen Intensitäten Menschen dann unterstützen, wenn ihr subjektives Erleben im Zusammenhang mit körperlicher Krankheit oder auch unabhängig davon anhaltend belastet ist. So hat z.B. jedes onkologische Zentrum seine Psychoonkolog:innen, jede Klinik ihre entsprechenden psychologischen, psychiatrischen oder psychosomatischen Konsildienste. Und so gibt es – gerade in Deutschland vergleichsweise verbreitet – viele niedergelassene Psychotherapeut:innen. Und auch die Medizinstudent:innen lernen im Studium – zwar erst seit gut zehn Jahren, aber immerhin – systematisch Gesprächsführung. Deren wichtigster Teil ist ja nicht, obwohl das Wort »Gesprächsführung« das nahelegt, das Sprechen, sondern das aktive Zuhören als Königsweg zum subjektiven Erleben des Gegenübers.

Insofern wirkt die Aussage, dass es keinen systematischen Stellenwert für das subjektive Erleben von Patient:innen (und anderen Menschen ...) in unserer naturwissenschaftlich orientierten Medizin gebe, erst einmal ziemlich schwer nachvollziehbar. Was ist damit gemeint? Es geht darum, dass die Qualität, das »Wie-Sein« des Erlebens, zur Umwelt hin, der Farben im Sehen, der Töne im Hören, aber eben, für unser Thema wesentlich, auch nach innen gerichtet, der Körperempfindungen im leiblichen Spüren, nicht im naturwissenschaftlichen Sinne objektiv und messbar sind. Das Gleiche gilt für die Bedeutungen, die Motive und Gründe des Erlebens, die in der Subjektivität des Erlebens ebenso enthalten sind wie seine unmittelbaren Qualitäten. Auch wenn mit den Methoden der funktionellen Bildgebung im Gehirn die Aktivierungsmuster gemessen werden können, die parallel zum subjektiven Erleben z.B. von körperlichem Schmerz oder Schwindel existieren, sind das immer nur physiologische Korrelate, also Begleiterscheinungen des subjektiven Erlebens. Das Erleben selbst lässt sich über noch so detaillierte Aufklärung der physiologischen Mechanismen, die parallel zum Erleben in Gehirn und Organismus insgesamt ablaufen, nicht erfassen.

Selbstverständlich gibt es wissenschaftlich ausgewiesene Methoden, das subjektive Erleben eines Gegenübers zu erfassen, wie Verstehen, Einfühlung, teilnehmende Beobachtung usw. Diese sind in der ärztlich-klinischen Praxis ganz zentral, damit eine Ärztin das psychische und körperliche Belastungserleben eines Patienten erfassen kann. Und diese Methoden sind durchaus auch wissenschaftlich fundiert – aber das sind Methoden nicht der Natur-, sondern der Sozial- und Geisteswissenschaften, also aus einer anderen Wissenschaftstradition. »So what?«, fragen Sie sich vielleicht – und das könnte man sich auch wirklich fragen, wenn die beiden Wissenschaftstraditionen gleichberechtigt wären, sozusagen auf Augenhöhe. Wenn also Befunde, die z. B. mit geisteswissenschaftlichen, sogenannten »hermeneutischen« Methoden über das Erleben eines Menschen, eines Patienten, gewonnen wurden, das gleiche wissenschaftliche Gewicht hätten wie Befunde, die mit objektiven Messmethoden der Naturwissenschaften, z. B. über begleitende Hirnaktivierungen, gewonnen wurden. Aber das ist nicht der Fall, zumindest nicht in der Medizin. Auch wenn Medizin faktisch eine Handlungswissenschaft ist, die in ihrem klinischen Tun naturwissenschaftliche Methoden und Befunde genauso integriert wie solche, die aus geistes- und sozialwissenschaftlichen Traditionen stammen, gilt die naturwissenschaftliche Methode und Tradition grundsätzlich als höherwertiger, objektiver und allgemeingültiger. (Diese Gewichtung spiegelt sich auch in der Bewertung der entsprechenden wissenschaftlichen Zeitschriften: Zeitschriften, die primär naturwissenschaftliche Ergebnisse veröffentlichen wie »Science« oder »Nature« gelten innerhalb der Medizin als besonders hochwertig.) Im Lauf der letzten hundert Jahre hat sich das Verständnis naturwissenschaftlicher Forschung und Methoden zwar sehr gewandelt. Längst ist klar, dass die angestrebte Objektivität geringer und das Aufdecken allgemeiner Gesetze viel seltener ist als ursprünglich angenommen, die Rolle des theoretischen Vorverständnisses dagegen viel größer und damit der Unterschied zu geisteswissenschaftlichen Methoden kleiner als früher postuliert. Trotzdem: In der Medizin ist die wissenschaftliche Hierarchie zugunsten der Naturwissenschaften ungebrochen – und weil das keineswegs nur eine abstrakte wissenschaftliche Debatte ist, sondern bedeutsam auch für den Umgang mit der Patientengruppe, um die es uns hier geht, müssen wir noch etwas ausführlicher darauf eingehen.

Warum infolge des benannten Dualismus sich nicht zwei für die methodische Erfassung der gespaltenen Bereiche Körper und Psyche jeweils zuständigen Wissenschaftstraditionen gleichberechtigt »auf

Augenhöhe« begegnen, sondern stattdessen so asymmetrisch in ihrer Wertigkeit zueinander stehen, lässt sich etwas besser verstehen, wenn man nicht primär von einem Dualismus ausgeht. Dieser Begriff hat etwas sehr Statisches an sich, unterstellt eine gewissermaßen unhistorische, zeitlose Spaltung. Eine andere Bezeichnung für mehr oder weniger das gleiche Aufspaltungsphänomen stammt von dem englischen Philosophen und Mathematiker Alfred Whitehead (1861–1947). Er spricht von einer »Bifurkation der Natur«: die ehemals als genuin beseelt angesehene Natur trennte sich auf in stoffliche Körper einerseits und in Geistiges, Psyche andererseits. Diese prozesshaftere Formulierung macht es leichter zu sehen, dass das, was als Dualismus scheinbar statisch bezeichnet war, eigentlich ein (jahrhundertelanges) Übergangs- und Brückenstadium darstellte: von einem panpsychischen oder vitalistischen Monismus (beseeltes Leben war überall, auch in allen Naturerscheinungen von Erde, Wind und Wasser) zu einem materialistischen Monismus (die primäre Realität ist das Stofflich-Körperliche, das Geistige ist sekundärer Natur. Der deutsch-amerikanische Philosoph Hans Jonas hat diese Entwicklungen in seinem Buch »Das Prinzip Leben« [1977] sehr präzise geschildert). Damit ist eine Asymmetrie begründet, die sich heute allerdings weniger auf unterschiedliche Wesenheiten bezieht (wir gehen im wissenschaftlichen Weltbild davon aus, dass es keine nicht-materiellen Wesenheiten gibt), sondern auf unterschiedliche Wissenschafts- und Methodentraditionen, wie oben skizziert.

Asymmetrische Verhältnisse motivieren zu Übergriffen: Das als höherwertig Angesehene, das Biologisch-Körperlich-Objektive, beansprucht auch das Feld, das die als weniger wertvoll angesehene Wissenschaftstradition beackert, das Psychologisch-Geistig-Subjektive. Mit anderen Worten: Psychische Phänomene werden zu Epiphänomenen erklärt; als (natur-)wissenschaftlich relevant werden einzig die Vorgänge in Gehirn und Körper angesehen; über deren Aufklärung lässt sich dann auch das Epiphänomenale, das subjektive Erleben ausreichend erklären. Diese Form des Reduktionismus, also eine Erklärung von Phänomenen höherer, hier psychischer Abstraktionsebene (z. B. das Erleben von Schmerzen und Erschöpfung) anhand einer grundlegenden Ebene materieller (z. B. neuronaler oder immunologischer) Körper-Mechanismen ist bis heute wirkungsstark in der Naturwissenschaft (Borsboom et al. 2019). Sie darf nicht verwechselt werden mit der Reduktion von Komplexität, also einer konstruktiven Vereinfachung, die für erfolgreiches Erklären auf allen Ebenen und in allen Wissenschaftsbereichen notwendig ist. Eigenständige Erklärungen für subjektives Erleben auf höherer Abstraktionsebene, z.B. über die dafür verantwortlichen Gründe und Motive, haben in diesem reduktionistischen Ansatz wissenschaftlich keinen Platz.

Diese Schilderung der ungleichen Aufspaltung von Körper und Psyche ist natürlich ein wenig holzschnittartig, und Sie mögen sich fragen, ob die Probleme mit den funktionellen Körperbeschwerden wirklich derart »fundamentalistische« Wurzeln haben. Aber es lässt sich nicht wegdiskutieren: Die ungleiche Aufspaltung ist bis heute wirkungsmächtig und zeigt sich unter anderem in der asymmetrischen Wertigkeit von Körperbeschwerden wie Schmerzen, Schwindel oder Erschöpfung mit bzw. ohne nachweisbare organpathologische Grundlage über einen Tumor, eine Entzündung o.Ä. Erstere sind die legitimen, die echten, die Letzteren die illegitimen, die eingebildeten Beschwerden. Die Spaltung ist auch strukturell fixiert in unserem Medizinsystem: Ärzt:innen, die im diagnostischen und therapeutischen System der Biomedizin sozialisiert und tätig sind, bewegen sich sozusagen im geschlossenen Weltbild, in dem entsprechend dem vorherrschenden Selbstverständnis der Medizin nur das Auffinden organpathologischer Läsionen und deren Beseitigung oder Abmilderung ihre raison d'être ist. Die gleichen Ärzt:innen mögen – je nach persönlicher Haltung – durchaus subjektives Beschwerdeerleben und psychosoziale Belastungsfaktoren der Patient:innen berücksichtigen im möglichst guten Umgang mit ihnen, aber das ist dann außerhalb ihres eigentlichen Bezugsrahmens, nicht Pflicht, sondern Kür, Menschlichkeit, Freundlichkeit – wenn Zeit dafür ist.

Später wird es um Ansätze gehen, die diese asymmetrische Spaltung zumindest relativieren, was auch den Umgang mit den Patient:innen erleichtern kann, die »nur« über belastende Körperbeschwerden klagen, ohne dass eine behandelbare organische Grundkrankheit vorliegt. Jetzt soll es aber zunächst um eine zweite, eng verwandte Problem-Wurzel gehen, unser Verständnis dessen, was Krankheit ist.

4.2 Kann denn Kranksein Krankheit sein?

Ich fühle mich krank – aber wer sagt mir, ob ich wirklich krank bin oder nur erschöpft oder sonstwie schlecht drauf? Dafür kann, im einfachen Fall, schon das Thermometer reichen. Wenn mein Kranksein, also mein subjektives Krankheitsgefühl, mit Fieber einhergeht, dann habe ich eine Krankheit, dann bin ich wirklich krank – auch wenn erst mal nicht klar ist, welche Krankheit es ist, ein Virusinfekt oder etwas anderes. In etwas komplizierteren Fällen braucht es den Arzt, die Ärztin, um zu klären, ob eine und ggf. welche Krankheit meinem Kranksein oder Krankheitsgefühl zugrunde liegt. Hier zeichnet sich schon wieder die asymmetrische Spaltung ab, um die es gerade eben ging: Es gibt das subjektive Kranksein und die objektive Krankheit, und über objektiv am Körper feststellbare Krankheitszeichen wie Fieber und viele andere mögliche Symptome wird auch das psychische, das subjektive Kranksein erklärt und objektiviert – oder eben nicht. Im Englischen gibt es für Kranksein und Krankheit bekanntlich zwei Begriffe, die auch asymmetrisch zueinander stehen: »Illness« steht für das subjektive Krankheitsgefühl, das Kranksein, und »disease« für die objektive, am Körper nachweisbare Krankheit. Aufgabe des Arztes, der Ärztin ist es primär, die »disease« zu diagnostizieren und zu behandeln, die der »illness« zugrunde liegt.[11] Die vorhin skizzierte allgemeine Höherwertigkeit des körperlich Objektiven vor dem psychisch Subjektiven wirkt sich so gesehen also unmittelbar auf den Krankheitsbegriff aus. Dabei sind zwei Dinge wichtig zu betonen: Erstens hat die Präferenz, als Krankheit primär das anzuerkennen, was körperlich im Sinne pathologischer Organveränderungen nachweisbar ist, den attraktiven Vorteil, dass sie den Begriff von Krankheit weitgehend von den moralisierenden Beiklängen eines »Selbst schuld« befreit, das bei weniger objektivem Nachweis leicht mitschwingt und auch historisch immer mitgeschwungen ist; das ist sozusagen die andere Seite des Nachteils, der aus dieser Präferenz für die Legitimität der nicht auf diese Weise zu fassenden Beschwerdesyndrome erwächst. Zweitens ergibt sich aus den zuneh-

---

11 Es gibt als dritten Begriff auch noch den der »sickness«, der sich auf die soziale Krankenrolle bezieht.

menden Möglichkeiten der modernen Medizin immer häufiger die Situation, dass pathologische Organveränderungen schon in einem Stadium nachweisbar sind, in dem den Betroffenen weder ein Krankheitsgefühl noch sonstige Beeinträchtigungen oder Auffälligkeiten bewusst sind (pathologische Laborabweichungen oder Bildgebungsbefunde ohne Beschwerden). Hier ist nach diesem Modell dann trotzdem von Krankheit zu sprechen.

Das bislang Gesagte geht primär von körperlichen Krankheiten aus. Wie steht es um den ganz getrennten Bereich der psychischen Krankheiten? Zunächst einmal ist er eben genau das, ein ganz getrennter Bereich. Das ist nicht nur eine Folge der konzeptuellen Aufspaltung in Körper und Psyche, von der die Rede war. Es ist auch – praxisnäher – eine Folge der Tatsache, dass die Aufgaben im Umgang mit psychischen Krankheiten, seien es Psychosen, Depressionen, Süchte oder schwerere Persönlichkeitsstörungen, immer auch andere waren und sind als »nur« Diagnose und Therapie – es ging und geht immer auch um die Regulierung abweichenden, zum Teil störenden Verhaltens, den Schutz des Betreffenden bzw. seiner Umwelt vor ihm. Dieses Spannungsfeld zwischen Verwahrung und Therapie ist mit seiner Geschichte hier nicht das Thema, es gehört aber zum Bedeutungshof psychischer Krankheiten dazu und spielt auch eine Rolle sowohl in der generellen Stigmatisierung psychischer Krankheit wie in der oft vorzufindenden Ablehnung jedweden psychischen Anteils an der Verursachung oder Aufrechterhaltung ihres Leidens bei der großen Patientengruppe mit funktionellen Körperbeschwerden. Es gibt also gewissermaßen zwei zwar zusammenhängende, aber nicht identische Motive in den Ursachen-Suchen der Betroffenen: hin zur organischen als der im wissenschaftlichen Weltbild der Medizin legitimen, weil objektiven Ursache und weg von den psychischen als den nicht nur wissenschaftlich minderwertigen, sondern vor allem auch moralisch problematischen und/oder sozial anstößigen, stigmatisierten Ursachenanteilen.

Diese Aufspaltung in getrennte Bereiche körperlicher und psychischer Krankheiten, die mit entsprechend getrennten Versorgungsbereichen einhergeht, hat nicht nur, wie schon gesagt, die Folge, dass Patient:innen mit belastenden funktionellen Körperbeschwerden

»zwischen die Stühle fallen«. Eine weitere Folge ist, dass die engen Zusammenhänge von körperlichen und psychischen Krankheiten häufig übersehen werden, weil jeweils ein Spezialist für den einen Bereich tendenziell die Belange des anderen Bereiches übersieht: die erhöhten Raten an Diabetes und Herzerkrankungen bei Depressiven ebenso wie die erhöhten Raten an Depressionen oder posttraumatischen Belastungsstörungen bei Patient:innen mit Krebs- und Herzerkrankungen. Und es hat auch zur Folge, dass bei Erkrankungen wie der Depression oder der Angststörung der Begriff der psychischen Krankheit eng gefasst und übersehen wird, dass die meisten Patient:innen mit einer depressiven oder Angststörung nicht wegen psychischer Beschwerden wie Niedergeschlagenheit oder Ängsten, sondern wegen Körperbeschwerden wie Schmerzen, Erschöpfung, Zittern oder Schwindel zum Arzt gehen – es handelt sich so gesehen deskriptiv eindeutig um psychosomatische und nicht um »nur« psychische Krankheiten.

Doch, was heißt das für den Krankheitsbegriff bei psychischen Krankheiten? Historisch wurde und wird auch für psychische Krankheiten ein Krankheitsbegriff propagiert, der so funktioniert wie oben für die körperliche Krankheit beschrieben: Es gibt ein ängstliches, psychotisches, depressives Krankheitsgefühl, ein Kranksein – die Krankheit ist aber eine des Gehirns. Schon im 19. Jahrhundert, in der ersten Blütezeit der naturwissenschaftlich orientierten Medizin, postulierte Wilhelm Griesinger, ein Psychiater, dass Geisteskrankheiten Gehirnkrankheiten seien. Und vor wenigen Jahren schrieben prominente US-amerikanische Psychiater in »Science«, einem der höchstrangigen naturwissenschaftlichen Journale: »Brain disorders? Precisely.« (Insel und Cuthbert 2015) Allerdings ist das mehr ein konzeptgetriebenes Postulat als eine praktisch wirksame Diagnose- und Behandlungsstrategie. So bekannte der soeben zitierte Tom Insel, langjähriger Leiter des National Institute of Mental Health der USA, kurz nach der oben zitierten Arbeit, dass mit der rein biologischen Erforschung psychischer Krankheiten, die er mit vielen Milliarden Dollar gefördert habe, zwar spannende Publikationen, aber keine Verbesserungen in Diagnostik und Therapie psychischer Krankheiten erreicht wurden (Insel 2017). In den allermeisten Fällen einer Depression, einer Angststörung oder einer Schizophrenie findet sich auch mit modernsten Methoden keine objektiv am Körper nachweisbare Krankheit, die das depressive, angstvolle, psychotische Krankheitsgefühl erklärt und potenziell behandelbar wäre (seltene Ausnahmen sind z.B. Depressionen als Medikamentennebenwirkung oder Angststörungen bei Schilddrüsenüberfunktion). Trotzdem besteht intuitiv wenig Zweifel daran, dass es sich bei ausgeprägteren depressiven Verstimmungen und stärkeren Angstsymptomen um eine Krankheit handelt.[12] Insofern gibt es also auch Kranksein als Krankheit ohne objektive Körpersymptome? Oder ist psychische Krankheit etwas grundsätzlich anderes als körperliche Krankheit? Das wiederum würde unserer Intuition widersprechen. Wir erwarten eher einen einheitlichen Begriff menschlicher Krankheit, der auf verschiedene Bereiche anwendbar ist. Es wird aus diesen angetippten Überlegungen aber erkennbar, dass man sich für einen solchen einheitlichen Krankheitsbegriff nicht auf das stützen sollte, was im vorigen Abschnitt als die asymmetrische Spaltung zwischen Körper und Psyche bezeichnet wurde, also nicht darauf, dass Krankheit zwingend körperlich nachweisbar sein muss.

Es gibt ein Krankheitskonzept, das ohne diese Annahme auskommt und das deshalb auch eine Wegmarke darstellt, wenn es darum geht, aus den Problemen herauszukommen, die mit der ungleichen Aufspaltung in Körper und Seele oder auch in naturwissenschaftliche und andere Herangehensweisen an menschliches Leben verbunden sind. Es entstand zwar zunächst aus der Beschäftigung mit psychischen Krankheiten, lässt sich aber auf Krankheiten insgesamt verallgemeinern: das Konzept von Krankheiten als »schädlichen Dysfunktionen« (Wakefield 2012, 2014). Das bedeutet, dass eine Krankheit dann vorliegt, wenn eine natürliche Funktion des Organismus, ob körperlicher oder psychosozialer Art, gestört ist und wenn diese Störung sich als schädlich erweist für den Betreffenden.

12 Heinz (2014) vertritt dagegen einen restriktiveren Begriff objektivierbarer psychischer Krankheit, der nur für Psychosen und Suchterkrankungen gilt – ein Motiv für diese ungewöhnlich enge Fassung dürfte sein, die mögliche Pathologisierung abweichender Lebensformen und kulturell geprägter Erlebensweisen zu verhindern.

Diese recht schlicht klingende Definition von Krankheit lässt sich auf körperliche, z. B. Herzkrankheiten anwenden (eine Störung liegt vor, wenn die natürliche Funktion des Herzens, Blut zu pumpen, gestört ist) – aber auch auf psychische Krankheiten (eine Störung liegt z. B. vor, wenn die natürliche Funktion der Angst, vor Gefahren zu warnen, im Sinne der zu großen Vermeidung bei einer Phobie oder der zu großen Angst bei einer Panik, gestört ist). Sie enthält zwei Komponenten: eine auf die Evolution entsprechender Funktionen des Organismus Bezug nehmende natürliche und eine auf gesellschaftliche Werte Bezug nehmende normative Komponente (was wird im Leben und in der Interaktion mit anderen im jeweiligen kulturellen Kontext als schädlich angesehen). Natürlich lässt sich darüber diskutieren, welche Funktionen jenseits der ganz basalen der Aufrechterhaltung der körperlichen Integrität, der Bewegungs- und Kommunikationsfähigkeit als natürlich und evolutionär entwickelt angesehen werden sollen und ob in diese Feststellung nicht auch schon Wertvorstellungen einfließen. (Wakefield [2012] diskutiert das am Beispiel der Anorgasmie, also der Unfähigkeit, einen Orgasmus zu erleben: Ist das die Störung einer natürlichen Funktion, einer zu Fortpflanzung motivierenden lustvollen Erlebensweise oder eine evolutionär unwesentliche Begleiterscheinung der Stimulierung von Geschlechtsorganen?) Nicht jedes Leiden ist nach diesem Konzept Krankheit – die Trauer nach dem Verlust eines Angehörigen z. B. ist zwar »schädlich«, das heißt beeinträchtigend, aber sie ist nicht Ausdruck einer Störung natürlicher Funktionen, sondern im Gegenteil eine natürliche Reaktion. Und auch die vorhin erwähnten pathologischen Organbefunde, die ohne Krankheitsgefühl und Beeinträchtigung einhergehen, wären nach diesem Konzept keine Krankheit, allenfalls eine Vorstufe dazu, da sie nicht mit Krankheitsgefühl oder Beeinträchtigung einhergehen, also noch nicht »schädlich« sind.

Für unser Thema des anhaltenden Leidens an funktionellen Körperbeschwerden ist dieses Verständnis von Krankheit darum sehr hilfreich. Als natürliche Funktion lässt sich analog zur Wahrnehmung von Angst als Signal für Gefahren in der Umwelt das Wahrnehmen von Schmerz, Schwindel, Erschöpfung oder auch Bewegungsstörungen u. Ä. als Signal für akute körperliche Dysbalancen verstehen. Dann lässt sich das anhaltend belastende Erleben der entsprechend chronifizierten, belastenden Beschwerden als Störung dieser Funktion, also als schädliche Dysfunktion und damit als Krankheit fassen – unabhängig von der Frage, ob eine organische Krankheitspathologie vorliegt oder nicht. (Das Element der Dysfunktion im hier vorgestellten Krankheitskonzept hat ja schon rein terminologisch eine Nähe zum Thema der funktionellen Körperbeschwerden.) Welche Mechanismen der natürlichen Funktion »Wahrnehmung von körperlichen Dysbalance-Signalen« und ihrer Störung zugrunde liegen, soll später genauer beleuchtet werden, hier ist erst mal nur festzuhalten, dass es offenbar möglich ist, einen schlüssigen Krankheitsbegriff in diesem Feld auch ohne Bezug auf den Aspekt zu entwickeln, ob eine körperlich nachweisbare Organschädigung vorliegt. Insofern gilt: Ja, Kranksein kann auch Krankheit sein.

4.3 Das biopsychosoziale Medizinmodell – ein Ausweg?

Wir haben jetzt mehrfach betont, dass eine wesentliche Wurzel der Probleme, die es im Verständnis und im Umgang mit der großen Gruppe von Patient:innen gibt, die unter anhaltend belastenden funktionellen Körperbeschwerden leiden, die Dominanz des objektiv Körperlichen ist: Körperlich objektiv nachweisbare sind die legitimen Erkrankungen, und die zur Erfassung und auch Behandlung dieser körperlichen Veränderungen gebrauchte naturwissenschaftliche Methode ist in dieser Tradition die wissenschaftlich einzig relevante. Damit bleiben das Subjektive, das Psychische und die zu deren Erfassung und auch Behandlung gebrauchten Methoden in einem zweitrangigen, zumal sozial stigmatisierten Status. Insofern auch das Erleben von belastenden Körperbeschwerden ein zwangsläufig subjektives Phänomen ist, wirkt sich der prekäre Status des Subjektiven unmittelbar auf den medizinischen Status von anhaltenden Körperbeschwerden aus – selbst wenn es, wie gerade angedeutet, einen für entsprechend ausgeprägte funktionelle Körperbeschwerden passenden Krankheitsbegriff geben mag, der das so nicht erfordert.

Diese Sicht der Dinge, die vor allem in der wissenschaftlichen Medizin insgesamt bis heute vorherrschend ist, lässt sich auch als das biomedizinische Modell bezeichnen – sie ist ein Ergebnis nicht zuletzt der naturwissenschaftlichen Revolution der Medizin seit der Neuzeit und besonders ausgeprägt seit dem 19. Jahrhundert. Schon seit über hundert Jahren wurde diese Sichtweise aber auch als zu einseitig kritisiert. Zum einen gab es Ärzte und Ärztinnen, die Sigmund Freud dahingehend folgten, dass sie den psychischen Ursprung körperlicher Beschwerdesyndrome beschrieben und, wie oben erwähnt, mit Psychoanalyse und Psychotherapie behandelten. Bei Freud selbst ging es um die körperlichen Manifestationen der Hysterie; seine Gefolgsleute wie Franz Alexander erweiterten diesen sogenannten psychogenetischen Ansatz auch auf andere funktionelle, aber auch auf körperlich manifeste Erkrankungen wie Asthma oder Magengeschwüre[13] – im Grunde wurde damit zumindest für einige Erkrankungen die biologische Ursachen-Einseitigkeit durch eine psychologische ersetzt.

Es gab aber auch frühzeitig Mediziner, die den gesamten Organismus, die Person in den Blick nahmen und bei Krankheiten die körperseelischen Wechselwirkungen betonten, ohne nur eine Seite als ursächlich relevant anzusehen. Bekannte Vertreter dieses Konzepts sind Viktor von Weizsäcker und Thure von Uexküll. Sie vertraten damit einen psychosomatischen Ansatz mit dem Anspruch, in der gesamten Medizin, ob in der Inneren, der Neurologie, der Gynäkologie oder wo auch immer, wirksam zu werden. Ihr Konzept blieb allerdings international weitgehend unbeachtet – obwohl sie eigentlich Vorläufer dessen sind, was international als »biopsychosoziales Modell in der Medizin« bekannt wurde. Die Karriere dieses Modells müssen wir ein wenig nachzeichnen, um zu verstehen, warum es zwar ein Schritt in die rich-

13 Besonders notorisch wurde die Annahme, dass Magengeschwüre einen psychischen Ursprung haben – der mittlerweile als Fach entstandenen Psychosomatischen Medizin hat später die Entdeckung des für ein Magengeschwür mitursächlichen Bakteriums Helicobacter pylori in den frühen 80er-Jahren des 20. Jahrhunderts sehr geschadet, und zwar bis heute. Mit dieser Entdeckung wurde das Konzept eines rein psychogenen Ursprungs körperlicher Krankheiten widerlegt, was prompt als Beweis für die Unhaltbarkeit psychosomatischer Theorien insgesamt angesehen wurde. Dabei ist einerseits ganz unstrittig, dass die zu Magengeschwüren führenden, über eine reine Bakterienbesiedlung hinausgehenden akuten Helicobacter-Infektionen sehr häufig durch psychischen Stress ausgelöst werden, also sowohl biologische wie psychische Ursachen relevant sind – und dass andererseits die Psychosomatik längst diese rein psychogenen Konzepte zugunsten biopsychosozialer Modelle verlassen hat.

tige Richtung, aber letztlich noch keine Lösung für das zentrale Aufspaltungsproblem zwischen Körper und Psyche und damit für den Status funktioneller Körperbeschwerden ist.

Weithin bekannt wurde das biopsychosoziale Modell durch einen Artikel, den der US-amerikanische Internist und Psychoanalytiker George Engel 1977 in der, wie gesagt, besonders renommierten Zeitschrift »Science« publizieren konnte: »The need for a new medical model: a challenge for biomedicine« (Engel 1977). In diesem Artikel beschrieb er zunächst noch einmal das klassische biomedizinische Modell: Krankheiten sind demnach vollständig erklärbar durch Normabweichungen messbarer biologisch-organischer Faktoren, vor allem mithilfe der Molekularbiologie als grundlegender wissenschaftlicher Methode. In diesem Rahmen (der ja sehr genau die vorhin diskutierte Priorisierung des objektiv Körperlichen und der naturwissenschaftlichen Methoden spiegelt) sei kein Platz für die sozialen, psychologischen und Verhaltensdimensionen von Krankheit. Störungen dieser Dimensionen seien im Rahmen dieses Modells ausschließlich durch gestörte körperliche, also biochemische und neurophysiologische Prozesse zu erklären – wie vorhin schon erwähnt ein reduktionistischer Ansatz. Engel sieht dieses klassisch biomedizinische Modell in der Krise, weil es wesentliche Faktoren außer Acht lässt und damit die Bedürfnisse und Notwendigkeiten angemessener medizinischer Diagnostik und Therapie verfehle (dabei bezieht er sich besonders auf die beiden Beispielkrankheiten Diabetes und Schizophrenie). Er stellt dem biomedizinischen Modell das biopsychosoziale Modell menschlicher Erkrankungen gegenüber, das zusätzlich zur weiterhin wichtigen biologischen Ebene folgende Faktoren systematisch mitberücksichtigen soll:

- *die systematische, kompetente Diagnostik nicht nur objektiver Befunde, sondern auch subjektiver Bedeutungen*
- *die Bedeutung des subjektiven Krankheitserlebens*
- *den Nachweis psychosozialer Erklärungsfaktoren menschlicher Krankheiten*
- *den Nachweis der Effekte psychosozialer Therapien*
- *den Nachweis der Effekte der Arzt-Patient-Beziehung*
- *die Effekte der sozialen Krankenrolle*

Die systematische Berücksichtigung dieser Aspekte rede die Bedeutung der (molekular-)biologischen Grundlagen von Krankheiten nicht klein, sondern ergänze sie wesentlich, nach dem Motto »Nicht weniger Körper, sondern mehr Psyche, mehr Soziales«.

Das biopsychosoziale Modell erfuhr in den Jahren und Jahrzehnten seit Engels Artikel eine steile Karriere. Bald bezogen sich sehr viele Ärzt:innen darauf als ihren Bezugsrahmen – vor allem in Ansprachen und sonstigen Sonntagsreden: Wir berücksichtigen alle drei Dimensionen bei unseren Patient:innen! Auch die Weltgesundheitsorganisation WHO hat sich das Modell als Leitbild für ihre »Internationale Klassifikation der Funktionsfähigkeit, Behinderung und Gesundheit« auf die Fahnen geschrieben.

Dabei wurde aber auch rasch deutlich, dass sich jeder das Modell so auslegte, wie es ihm passt. Manche verstanden das Modell rein beschreibend. Die Erkrankung eines Menschen sollte immer auf allen drei Ebenen, biologisch, psychologisch und sozial, beschrieben werden. Das anzuerkennen ist erst mal recht einfach, das Krankheitserleben eines Krebskranken z. B. wird nun mal auch durch die Stimmung und/oder das Ausmaß der sozialen Unterstützung mitbestimmt. Es bedeutet auch allein schon einen erheblichen Fortschritt für die Medizin, wenn man mit diesem Modell im Kopf das psychische Erleben und die soziale Situation eines Kranken systematisch miterfasst; oft genug findet gerade das ja nicht statt.

Mit dieser beschreibenden Erfassung der drei Dimensionen ist dem Anliegen, ein Gegengewicht zum klassisch biomedizinischen Modell zu schaffen, aber noch nicht gedient. Das setzt ja voraus, dass die psychischen und sozialen Faktoren zusätzlich zu den biologischen nicht nur erfasst werden zur Beschreibung des Erlebens und Zustands eines Patienten, sondern dass sie auch eine erklärende Rolle haben für das Auftreten, die Ausprägung und den Verlauf einer Erkrankung: Die psychische Stressbelastung hat den Schub der Multiplen Sklerose ausgelöst, die soziale Einsamkeit hat das Risiko für einen Herzinfarkt erhöht etc.[14] Das Modell liefert auch als Erklärungsrahmen wenig Anhaltspunkte, für welches Erklärungsziel (z. B.: Warum die Erkrankung bei diesem Menschen?

14 Das sind zwei empirisch belegte Beispiele.

Warum jetzt? Warum so? Warum dieser Verlauf?) welche Erklärungsebene besser geeignet ist (z.B.: Ist die Neigung zu impulsivem Verhalten besser neurophysiologisch durch eine Veränderung im Serotonin-Stoffwechsel im Gehirn oder psychologisch durch geringe Toleranz gegenüber Kränkungserlebnissen zu erklären?). Dieses Fehlen von Anhaltspunkten öffnet Tor und Tür dafür, dass nicht etwa entsprechende Studien klären, welcher Erklärungsfaktor besser geeignet ist, der neurophysiologische oder der psychologische, sondern dass sich hier die Präferenzen der jeweiligen Forscher durchsetzen. Entsprechend sahen manche Autoren im Erklärungsrahmen »Biopsychosoziales Modell« auch nur eine hübsche Verpackung für die klassisch biomedizinische Annahme, dass wissenschaftlich allein erklärend für Erleben und Zustand eines Patienten, einer Patientin die (molekular-)biologische Ebene sei, sie erkläre auch die psychische und soziale Beschreibungsebene mit. Umgekehrt verpackten auch manche Psychotherapeuten ihre anhaltende Idee psychischer Verursachung in biopsychosozialer Worthülse.

Es ist kein Wunder, dass das biopsychosoziale Modell in dieser insgesamt vagen Verwendungsweise, die eher einen Umriss für ein künftiges Modell und eine Zusammenstellung von Faktoren aus gesundem Menschenverstand darstellt als ein wirklich ausgearbeitetes Modell, in die Kritik kam. Ghaemi (2009) kritisiert in einem Editorial mit dem sprechenden Titel »The rise and fall of the biopsychosocial model« z.B. den oberflächlichen Eklektizismus, mit dem die verschiedenen biopsychosozialen Faktoren häufig in beliebige Beziehung gesetzt werden; er verweist auch darauf, dass dahinter nicht selten dann doch wieder ein Erklärungsdogmatismus stecke, sei er biologistischer oder psychoanalytischer Art.

Aber ungeachtet aller Kritik: Für uns wichtig ist ja die Frage, ob mit dem biopsychosozialen Gegenmodell für das Verständnis und die Behandlung der vielen Patienten mit belastenden funktionellen Körperbeschwerden etwas gewonnen ist im Vergleich zum klassisch biomedizinischen Modell, das ja eine wesentliche Wurzel der gegenwärtigen Probleme im Umgang mit dieser Patientengruppe darstellt. Die Antwort ist klar: unter bestimmten Voraussetzungen ja.

Das biopsychosoziale Modell kann einen praktisch wichtigen Schritt in die richtige Richtung darstellen: raus aus der Überschätzung körperlicher Befunde als Legitimationsgrundlage subjektiven Krankseins und raus aus der systematischen Geringschätzung eben dieses subjektiven Krankseins am Körper. Aber das einfache gemeinsame Benennen der drei Dimensionen reicht nicht. Es muss ein Weg gefunden werden, der biologische, psychische und soziale Faktoren stärker integriert und so leichter verständlich macht, dass alle genannten Dimensionen relevant sind, wenn es um die Erklärung und natürlich auch die Diagnose und Therapie von Erkrankungen geht. Am Ende sind wir ja alle, ob gesund oder krank, ganze Organismen bzw. Personen, die im Austausch mit ihrer Umwelt stehen – die Trennung in biologische, psychische und soziale Faktoren ist eine für wissenschaftlichen Fortschritt wichtige Abstraktion, aber eben nur eine Abstraktion.

Eine besondere Schwierigkeit besteht dabei allerdings darin, dass es in gewisser Weise nicht nur um ein engeres Zusammenführen biologischer, psychologischer und soziologischer Faktoren »irgendwie« geht, sondern dass dabei auch zwei eigentlich als nicht recht kompatibel geltende Zugänge zur Wirklichkeit berücksichtigt werden müssen: der für die Naturwissenschaft typische objektivierend erklärende Zugang, sozusagen die 3.-Person-Perspektive des unbeteiligten Gegenübers; und, das war ja auch bei George Engel als notwendig betont, der Zugang zum subjektiven Erleben und allgemein zu Bedeutungen über das Verstehen, der eher für geisteswissenschaftliche Zusammenhänge typisch ist.[15] Ein rein naturwissenschaftlich basiertes Zusammenführen biologischer, psychischer und sozialer Faktoren z. B. über die wissenschaftliche Aufklärung der Bindeglieder zwischen Geist, Gehirn und Körper, also die Zusammenhänge u. a. von Hirnaktivierungen, Nervensystem, Hormonachsen, Immunabwehr und Organfunktionen, ist für sich genommen sehr spannend und kann das Standing eines biopsychosozialen Konzepts von Krankheiten in den Augen der nach wie vor sehr

15 Dabei geht es nicht um einen Gegensatz von Erklären und Verstehen, insofern über verstandene Zusammenhänge auch Erklärungen möglich sind (vgl. dazu Henningsen 2021).

naturwissenschaftlich dominierten Medizinforscher erhöhen. Damit lassen sich aber die Bedeutungszusammenhänge der Beschwerden eines individuellen Patienten im Kontext seiner Lebenssituation und -geschichte nicht verstehen. Da diese aber erhebliche therapeutische Relevanz haben, muss ein Weg gefunden werden, auch diesen Zugang in einem integrierteren biopsychosozialen Modell zu berücksichtigen.

Wie der Weg zu einem integrierten biopsychosozialen Modell aussehen kann, das auch diesen letztgenannten Aspekt berücksichtigt, soll im Folgenden dargestellt werden – dabei beginnen wir damit, wie sich das Verständnis der Funktion eines unserer Zentralorgane, des Gehirns, in den letzten Jahren verändert hat.

4.4 Auf dem Weg zu einem integrierten biopsychosozialen Medizinmodell 1: das vorhersagende Gehirn[16]

In den letzten gut zehn Jahren hat sich die Sicht auf die Rolle des Gehirns bei der Wahrnehmung, eine seiner wichtigen Funktionen, grundlegend verändert. Das frühere Bild dieser Rolle ähnelte sehr stark dem Bild, das wir von einem Computer haben: Informationen, hier Reize aus der Umwelt oder aus dem Körper, erreichen das gewissermaßen passiv darauf wartende Gehirn. Dieses verarbeitet die Informationen und schafft damit die Grundlage für die bewusste Wahrnehmung entweder von Aspekten der Umwelt oder des eigenen Körpers – das ist nichts anderes als das vorhin schon geschilderte Bottom-up-Modell der Wahrnehmung.

---

16 Eine Anmerkung zur Terminologie: Der Begriff »vorhersagend« (englisch: »predictive«) wird hier verwendet, weil er sich in der Diskussion eingespielt hat. Er ist aber doppelt problematisch. Erstens impliziert er eine bewusste Aktivität, und zu dieser sind Menschen fähig, nicht ihre Gehirne – und zweitens geht es natürlich nicht um Vorhersage im Sinne der Zukunftsvorhersage, sondern eher um »Erwartung«, »Vorannahme« o. Ä. Und diese »Erwartungen« und »Vorannahmen« sind im Nervensystem als Bahnungen unterschiedlicher Art verankert, nur der geringste Teil wird bewusst – darum sind die hier absichtlich in Anführungszeichen gesetzten Begriffe, die für bewusste Prozesse einer Person gedacht sind, prinzipiell eher irreführend. Da sie aber »praktisch« sind, werden sie auch im Folgenden verwendet.

Im neuen Modell (dessen Wurzeln nicht neu sind, ein Vorläufer findet sich u.a. bei Hermann von Helmholtz, 1821–1894) ist die Rolle des Gehirns eine andere, ganz aktive: Das Gehirn macht, als Teil eines ständig mit seiner Umwelt interagierenden Organismus, demnach ständig aktiv Vorhersagen darüber, was die Wahrnehmung sein könnte, und vergleicht dann diese Vorhersagen mit den tatsächlichen Sinnesreizen aus Umwelt oder Körper. Entspricht die Vorhersage den tatsächlichen Sinnesreizen, muss diese Tatsache gar nicht aufwändig weiterverarbeitet werden, das Gehirn schließt dann auf die entsprechende Wahrnehmung dessen, was den Sinnesreiz verursacht hat. Kommt es aber zu einem sogenannten Vorhersageirrtum, das heißt, der Sinnesreiz entspricht nicht der Vorhersage, wird diese Tatsache bis in höhere Hirnregionen verarbeitet, daraufhin bewusst wahrgenommen und die Vorhersage für weitere Wahrnehmungen entsprechend angepasst. Ein Beispiel: Wenn ich auf einem Boden mit schwarzen Kacheln gehe, ist die Vorhersage für weitere Kacheln entsprechend und das Gehirn schließt bei passenden Sinnesreizen weiterhin auf das Vorhandensein schwarzer Kacheln, ohne die entsprechenden Sinnesreize bis in höhere Hirnregionen zu verarbeiten. Taucht dann aber plötzlich inmitten der schwarzen eine rote Kachel auf, stellt das eine Überraschung, einen Vorhersageirrtum dar, der bis in die Hirnrinde verarbeitet und dann bewusst wird. Die Vorhersage wird dann so angepasst, dass sie von einem Boden mit überwiegend schwarzen und gelegentlichen roten Kacheln ausgeht – die nächste rote Kachel löst dann deutlich weniger Überraschung bzw. Vorhersageirrtum aus, der entsprechende Sinnesreiz muss auch nicht so aufwändig verarbeitet werden wie der, der mit der ersten roten Kachel einherging.

In diesem Modell wird Wahrnehmung also nicht mehr primär »Bottom up« von den Sinnesrezeptoren her definiert, sondern sie wird gewissermaßen aktiv und schlussbildend generiert im Abgleich von Vorhersage und Sinnesreiz; darum spricht man auch von einem generativen Modell der Wahrnehmung. Wegen der Bedeutung der Vorhersage spricht man hinsichtlich der zugrunde liegenden Gehirnaktivität auch von »Predictive Processing«. Vorhersage und Aktivierung der Sinnesrezeptoren sind im Gehirn als Wahrscheinlichkeitsverteilungen repräsentiert, das funktioniert nach den Regeln der Bayes'schen Statistik (benannt nach Thomas Bayes, 1701–1761): Aus einer Vorab-Wahrscheinlichkeit (der Vorhersage oder dem Prior) wird zusammen mit den »Messdaten« (der Aktivierung der Sinnesrezeptoren) eine posteriore Wahrscheinlichkeit (die eigentliche Wahrnehmung). Je nachdem, wie steil oder »präzise« die Vorab-Wahrscheinlichkeitsverteilung bzw. die Verteilung der Messdaten ist, wird das Ergebnis, die eigentliche Wahrnehmung, mehr von der einen oder der anderen Verteilung her bestimmt. Ein Beispiel: Fahre ich auf unbekannter Straße im hellen Sonnenlicht, wird meine Wahrnehmung des Straßenverlaufs fast vollständig von dem bestimmt sein, was meine Rezeptoren auf der Netzhaut als Sinnesreiz übermitteln (extrem steile oder präzise Verteilungskurve der »Messdaten«, sehr flache Verteilung der Vorab-Wahrscheinlichkeit). Fahre ich dagegen auf bekannter Straße im Nebel, wird meine Wahrnehmung des Straßenverlaufs mehr von meiner Vorhersage oder Vorab-Wahrscheinlichkeit bestimmt sein, mit deren Hilfe die vage oder sehr flache Verteilung der »Messdaten«, also unscharfe Sinnesreize, als Straßenverlauf interpretiert wird. Es ist zum Verständnis des Modells noch einmal wichtig, zu realisieren, dass sich hinter »Vorhersage« und »Erwartung«, obwohl wir die Begriffe primär aus der Beschreibung bewusster Einstellungen kennen, allenfalls partiell bewusste Prozesse verbergen: Die allermeisten Vorhersageprozesse laufen unbewusst ab, spiegeln sich in Voreinstellungen im Nervensystem.

Dieses Modell des vorhersagenden, »predictive processing« Gehirns und seiner mathematisch-statistischen Grundlagen ist maßgeblich von einem britischen Neurowissenschaftler entwickelt worden, Karl Friston (geb. 1959) – er war zuvor für mathematisch-statistische Modelle zur Auswertung von Kernspintomographie-Daten bekannt geworden, anhand derer Hirnfunktionen berechnet und abgebildet werden können.[17]

Da es uns besonders um Körperbeschwerden, also eine Form der Körperwahrnehmung geht, hier noch zwei Zitate, die die wichtige Rolle der Vorhersagen bei der Körperwahrnehmung betonen. Das erste

17 Eine sehr gut lesbare, derzeit aber nur auf Englisch vorliegende Einführung in das Predictive-Processing-Modell stammt von dem Philosophen und Autor Andy Clark (2023). Schon deren Titel ist vielsagend: »Die Erfahrungsmaschine. Wie unser Geist die Realität vorhersagt und gestaltet«.

stammt, auch wenn es metaphorisch klingt, aus einer streng naturwissenschaftlich ausgerichteten hochrangigen Wissenschaftszeitschrift:

> »Nicht nur hat deine vergangene viscerosensorische Erfahrung [d.h. die Wahrnehmungen aus Bauch und inneren Organen, PH] deine gegenwärtige Erfahrung mitgeprägt, aber wie sich dein Körper jetzt anfühlt, wird wiederum beeinflussen, was du in der Zukunft spüren wirst. Es handelt sich um eine elegant orchestrierte *selbsterfüllende Prophezeiung, die in der Architektur des Nervensystems verkörpert ist.*« (Barrett & Simmons 2015, Übers. PH)

Es ist dabei wichtig, den Aspekt der »selbsterfüllenden Prophezeiung« nicht misszuverstehen. Das ist keine bewusste und vor allem auch keine gewollte Prophezeiung – das sind *nicht bewusste* Vorannahmen und Erwartungen, die sich automatisch aus früheren Erfahrungen ableiten.

Ein zweites Zitat aus einer Arbeit zweier Neuropsychologen macht den Punkt deutlich, dass sich nicht bewusste Vorhersagen bzw. Erwartungen sehr häufig und in der Kindesentwicklung sogar zwingend aus Interaktionserfahrungen mit wichtigen Bezugspersonen entwickeln:

> »Die aktive und wahrnehmungsbezogene interozeptive Inferenz [also die Körperwahrnehmung, PH] ist in der Entwicklung notwendig vermittelt durch Handlungen der Bezugsperson, die physiologische Veränderungen hervorruft und damit die Wahrnehmung körperlicher Befriedigung, Erleichterung, Lust, Schmerz und das Fehlen dergleichen formt.« (Fotopoulou & Tsakiris 2017 S.11, Übers. P.H.)

Hier wird also der genuin soziale Aspekt der Körperwahrnehmung schon in der frühkindlichen Entwicklung erkennbar. Das Handeln der Bezugspersonen beeinflusst durch Ernährung, Tröstung, Aktivierung des Kleinkinds zum einen direkt die sensorischen Reize; zum anderen prägt die Erfahrung dieser Handlungen der Anderen im Kind die Erwartungen und Vorhersagen, was den künftigen Umgang mit Hunger, Schmerz und anderen Selbstwahrnehmungen angeht. Das Modell des vorhersagenden Gehirns ist so gesehen nur verständlich, wenn man über das Gehirn und den einzelnen Organismus hinausschaut auf die Interaktionserfahrungen der Person/des Organismus.

Noch ein wichtiger Punkt zu den (überwiegend wie gesagt nicht bewussten und nie bewusstseinsfähigen) Vorhersagen: Diese sind ja nicht nur in dem Sinne ökonomisch für den Organismus, dass sie bei Entsprechung von Vorhersage und Sinnesreiz die aufwändige Verarbeitung bis in höhere Hirnregionen ersparen, die nur bei Überraschungen oder Vorhersageirrtümern notwendig wird. Viele von ihnen sind auch in dem Sinn ökonomisch, dass sie eine bessere Anpassung an die Umwelt erlauben und, insoweit sie basale Funktionen des Organismus betreffen, damit auch einen evolutionären Vorteil bieten. Damit sie das tun können, dürfen sie natürlich nicht zu leicht veränderbar sein durch Vorhersageirrtümer. Diese Vorhersagen basaler Funktionen müssen, so wurde das schon genannt, sehr »eigensinnig« sein, in ihrer Präzision beständig. Eindrückliche Beispiele dafür finden sich bei optischen Illusionen. So kann es ein Überlebensvorteil sein, wenn wir in der Umwelt bestimmte Muster, z. B. von Helligkeitsunterschieden, rasch erkennen. Die diesbezüglichen Voraussagen, z. B. dass in einem Schachbrettmuster helle und dunkle Felder wechseln und dass ein Feld im Schatten dunkler erscheint, als es ist, führen auch dann unweigerlich (wieder) zu entsprechenden Wahrnehmungen, wenn man davor gesehen hat, dass die Felder, entfernt man den Kontext von Schachbrett und Schatten, genau gleich hell sind.[18]

Im Dienste des Organismus ist es das Ziel des vorhersagenden Gehirns, für eine möglichst große Stabilität der überlebenswichtigen Körperprozesse zu sorgen. Dies geschieht nicht nur durch Ausgleich erfolgter Abweichungen (über Durstgefühl zum Trinken motivieren zum Ausgleich eines Flüssigkeitsverlusts – eine sogenannte homöostatische Funktion), sondern auch durch Vorhersage möglicher Abweichungen und deren antizipierenden Ausgleich (über die mit Aggressionsgefühlen einhergehende Aktivierung des autonomen Nervensystems den Muskelstoffwechsel auf bevorstehenden Kampf oder Flucht vorbereiten – eine sogenannte allostatische Funktion). In diesen Prozessen hängen, das wird schon deutlich, exterozeptive und interozeptive, also

18 Das Beispiel bezieht sich auf die sogenannte Schachbrett-Schatten-Illusion nach E. H. Adelson – eine Abbildung davon findet sich leicht im Netz.

nach außen und nach innen gerichtete Wahrnehmungen, untrennbar zusammen – jede Schlussbildung darauf, was (im Abgleich von Vorhersage und Sinnesreiz) eine Situation in der Umwelt ist, geht einher mit einer Schlussbildung, was mit ihr im Körper im Abgleich von diesbezüglicher Vorhersage und inneren Sinnesreizen geschieht. Konkreter formuliert: Eine Situation wird als angenehm oder als bedrohlich wahrgenommen (je unpräziser der Sinnesreiz, desto stärker ist diese Wahrnehmung abhängig von unserer Erwartung/Vorhersage), und das geht mit bestimmten Körperwahrnehmungen einher – die wir bekanntlich Gefühle nennen.

Das Modell des voraussagenden Gehirns hat insgesamt eine hohe Plausibilität und es gibt viele empirische Befunde, die es unterstützen. Trotzdem müssen wir auch feststellen, dass es noch viele offene Fragen dazu gibt. So haben wir erst ein rudimentäres Verständnis davon, welche Zelltypen und welche Areale im zentralen Nervensystem welche Funktionen im Abgleich von Vorhersage und Sinnesreiz haben. Und es gibt auch, wie immer, wenn neue Modelle rasch an Popularität gewinnen, Stimmen, die davor warnen, dass wir angesichts der offenen Fragen das Modell nicht allzu pauschal und unkritisch als einzige Wahrheit ansehen sollten, sondern so wie sonst auch in der Wissenschaft als Hypothese, die erst mal plausibel ist, die aber – zumindest in Teilen – auch falsifiziert werden kann (Litwin & Milkowski 2020).

Bevor wir sehen, wie, unter Nutzung des Modells des vorhersagenden Gehirns, ein integrierteres biopsychosoziales Medizinmodell aussehen könnte, sollten wir aber erst einmal im Sinne einer Zwischenauswertung prüfen, was das gerade skizzierte Funktionsmodell für das Verständnis der Grundlagen von Körperbeschwerden, unserem Ausgangsthema, bedeutet.

4.5 Das Modell des vorhersagenden Gehirns erlaubt ein integrierteres Verständnis von Körperbeschwerden

Wie lassen sich also anhaltend belastende Körperbeschwerden im Modell des vorhersagenden Gehirns verstehen? Es vereint im Grunde die weiter oben skizzierten traditionellen Top-down- und Bottom-up-Erklärungsansätze für funktionelle Körperbeschwerden in einem einzigen, sozusagen ökumenischen Modell, in dem biologische und psychosoziale Faktoren eng verwoben oder integriert sind. In diesem ist die Erklärung eigentlich gar nicht mehr schwer: Schmerzen und Schwindel, aber auch Gang- und Gefühlsstörungen und viele andere Körperbeschwerden können dann entstehen, wenn es in doppelter Weise zu dysfunktionalen Schlussbildungen kommt. Im ersten Schritt führen Vorhersagen, die, in statistischer Sprache, übermäßig präzise sind (steile Wahrscheinlichkeitsverteilung, hoher Signal-Rausch-Abstand) bei gleichzeitig wenig präzisen sensorischen Signalen aus dem Körper (flache Wahrscheinlichkeitsverteilung, niedriger Signal-Rausch-Abstand) zu einer körperlichen Störungswahrnehmung, einer Körperbeschwerde. Beispiele dafür wären die übermäßig präzise Vorhersage, dass eine Bewegung zu Schmerzverstärkungen oder zu Schwindel führt oder dass die Bewegung eines Arms oder Beins, also eine Handlung, nicht möglich ist (auch wenn die entsprechenden Nervenbahnen voll funktionsfähig sind). Im nächsten Schritt kommt es dann typischerweise zu dem zweiten (anfangs natürlich naheliegenden) Fehlschluss: dass der Schmerz, der Schwindel, die Bewegungs- oder Gefühlsstörung Ausdruck einer (möglicherweise bedrohlichen) körperlichen Krankheit sind.

Das wäre also der gemeinsame Nenner funktioneller Körperbeschwerden: übermäßig präzise Vorhersagen, gepaart mit wenig präzisen Sinnesreizen. Diese Kombination führt dazu, dass die Körperwahrnehmung stark von den Vorhersagen und weniger von tatsächlichen Sinnes- (z. B. Schmerz-)reizen aus der Körperperipherie bestimmt wird. Die quasi automatischen Mechanismen, die zur Chronifizierung der dann einmal aufgetretenen Beschwerden beitragen, sind damit auch absehbar: Die Wahrnehmung der Schmerzen, des Schwindels, der Erschöpfung etc. bestätigt und verstärkt die Vorhersage, dass eben diese Beschwerden auftreten, und macht sie so noch wahrscheinlicher bzw. intensiver.

Die unter 3.5 genannten Faktoren, die zur Vulnerabilität, Auslösung und Aufrechterhaltung von funktionellen Körperbeschwerden beitragen, wirken nach diesem Modell auf beides, auf die Vorhersagen und auf die Sinnesreize. So kann eine vorbestehende organische, z. B. entzündliche Erkrankung zwar schon weitgehend abgeklungen sein, aber einerseits noch unterschwellig Schmerzrezeptoren reizen, andererseits hinterlässt die Erkrankung aber auch die Erfahrung z. B. von belastenden Schmerzen. Diese Erfahrung wird die Vorhersage prägen, dass später auftretende, eigentlich geringe (»wenig präzise«) Körperreize entsprechend schmerzhaft sind. Beides zusammen kann dann dazu führen, dass nach der entzündlichen Erkrankung eine funktionelle entsteht (z. B. Reizdarmsyndrom nach abgeklungener entzündlicher Darmerkrankung, funktioneller Schwindel nach abgeklungener Entzündung des Gleichgewichtsnervs [Neuronitis vestibularis]). Auch der unter 3.5 erwähnte Einfluss kultureller Prägungen auf die Wahrnehmung von Körperbeschwerden wird so zwanglos verständlich. Die Vorhersagen sind eben nicht »nur« durch soziale Interaktionserfahrungen, sondern auch durch den kulturellen Erwartungshorizont mitgeprägt – und der unterscheidet sich von Land zu Land.[19]

Für die Richtigkeit dieser Modellannahmen sprechen experimentelle Befunde, die zeigen, dass das Ausmaß wahrgenommener Beschwerden tatsächlich nur sehr wenig mit den Signalen aus der Körperperipherie zusammenhängt, viel mehr dagegen mit Erwartungen und auch mit Persönlichkeitsmerkmalen. So konnte der belgische Gesundheitspsychologe Omer van den Bergh z. B. in vielen Experimenten zeigen, dass die Wahrnehmung von Luftnot induziert werden kann, auch wenn der Kohlendioxid- (CO_2)-Gehalt der Einatmungsluft konstant bleibt (ein höherer Gehalt an CO_2 ist typischerweise ein starker sensorischer Reiz für Atemnot) – es reicht dafür die durch das experimentelle Setting ausgelöste Erwartung eines steigenden CO_2-Gehalts bei den Probanden. Das Ausmaß der erlebten Luftnot hängt in diesen Experimenten also nicht mit dem CO2-Gehalt zusammen, dafür aber mit psychologischen Faktoren: der allgemeinen Tendenz eines Menschen, Körperbeschwerden zu erleben, und dem Persönlichkeitsmerkmal der sogenannten negativen Affektivität, also einer Tendenz zur gefühlsmäßig negativen Bewertung von Situationen und Gegebenheiten (Van den Bergh et al. 2017).

19 Dazu gibt es ein Buch des amerikanischen Psychiaters Arthur Kleinman mit dem sprechenden Titel »Patienten und Heiler im Kontext ihrer Kultur« (Übers. P.H.).

Aus dem Modell des vorhersagenden Gehirns ergeben sich für das Verständnis von funktionellen Körperbeschwerden noch zwei weitere wichtige Konsequenzen. Erstens betont das Modell wie gesagt die Abhängigkeit der Vorhersagen auch vom sozialen Kontext, und das hat Konsequenzen: So schildern die beiden Neuropsychologen, deren Zitat weiter oben die Bedeutung der frühkindlichen Interaktionen mit wichtigen Bezugspersonen für die Entwicklung eigener Körperwahrnehmungen beschrieben hatte, als Konsequenz für das Erwachsenenalter Folgendes:

> »Unsere Wahrnehmung von Schmerzen und körperlicher Bedrohung im Allgemeinen ändert sich nicht nur dadurch, wie viel Gewebeschaden über Schmerz- und andere Rezeptoren vermittelt wird, sondern auch dadurch, wie viel soziale Unterstützung wir für uns vorhersagen. Wenn wir aufgrund früherer Erfahrungen dazu neigen, anderen und ihrer möglichen aktiven Hilfe bei körperlicher Bedrohung zu vertrauen, werden wir auf schmerzbezogene Vorhersageirrtümer anders reagieren, als wenn wir auf die Verfügbarkeit oder Effizienz der Unterstützung anderer nicht vertrauen.« (Fotopoulou & Tsakiris 2017, S. 15, Übers. P. H.)

Das ist einerseits eine logische Ableitung aus dem Modell, andererseits aber doch eine bemerkenswerte und für viele Menschen vermutlich kontraintuitive Aussage: Das Ausmaß, in dem ich meine Körperbeschwerden erlebe, ist an keiner Stelle meine Privatsache! Ich bin im Kern, im unmittelbaren Wahrnehmen von Schmerz, Schwindel, Erschöpfung etc. im Guten wie im Schlechten abhängig einerseits davon, was ich als Kind in meinen vielen Interaktionen mit wichtigen Bezugspersonen erfahren habe; andererseits aber auch davon, wie ich meine gegenwärtigen Bezugspersonen erlebe, ob als unterstützend, infrage stellend oder ignorierend (letztere beiden Wahrnehmungen des Gegenübers sind wie gesagt sehr häufig im Erleben von Menschen mit funktionellen Körperbeschwerden). Dass Unterstützung oder Ablehnung, dass diese sozialen Faktoren einen Einfluss auf das Ausmaß des Leidens Betroffener haben können, erleben viele am eigenen Leib – aber in der Regel wird dieser Einfluss als sekundärer Faktor angesehen, der die vorhandene, von diesen sozialen Faktoren erst mal unabhängig gedachte Beschwerdewahrnehmung abschwächt oder verstärkt. Der besondere Punkt, der sich aus dem Modell des vorhersagenden Gehirns ergibt, insbesondere aus dem Einfluss von Beziehungserfahrungen auf die Ausprägung von Vorhersagen, ist eben die Tatsache, dass diese Faktoren im Kern und untrennbar die primäre Beschwerdewahrnehmung mitprägen.

Die zweite wichtige Konsequenz, die sich aus dem Modell des vorhersagenden Gehirns für das Verständnis funktioneller Körperbeschwerden ergibt, bezieht sich auf den Umstand, dass die Abgrenzung zwischen Körperbeschwerden, die auf eine strukturell-organische Pathologie zurückgeführt werden, und solchen, die als funktionell angesehen werden, keine scharfe, sondern eine fließende ist. Funktionelle Körperbeschwerden sind gewissermaßen das eine Ende eines Spektrums, an dessen anderem Ende akut auftretende Beschwerden infolge einer akuten organischen Erkrankung oder einer Verletzung stehen. Bei den akuten Erkrankungen steht die Aktivierung der Schmerz- und anderen Körperrezeptoren durch Entzündung, Durchblutungsstörung, Verletzung etc. in der Körperperipherie ganz im Vordergrund (hohe Signalpräzision, hoher Signal-Rausch-Abstand); Vorhersagen und Erwartungen bewusster wie vor allem unbewusster Art spielen dagegen keine wesentliche Rolle. Bei den funktionellen Körperbeschwerden, am anderen Ende des Spektrums, verhält es sich, wie weiter oben schon ausgeführt, genau umgekehrt; hier dominieren hochgradig präzise (und damit dysfunktionale) Vorhersagen die Wahrnehmung, sensorische Reize aus der Körperperipherie sind dagegen unpräzise, prägen die Körperwahrnehmung in viel geringerem Umfang. Zwischen den beiden Polen ergeben sich dann viele mögliche Mischungsverhältnisse aus der relativen Bedeutung von Vorhersagen und von Sinnesreizen aus dem Körper. Das heißt konkret, dass auch beim Vorliegen einer organstrukturellen Erkrankung die Vorhersagen und Erwartungen für das Ausmaß der Körperbeschwerden, die damit einhergehen, von hoher Bedeutung sein können. Vor allem bei chronischen, länger als einige Wochen und Monate anhaltenden Erkrankungen kann es gewissermaßen gar nicht anders sein, als dass allein schon die mit der Erkrankung einhergehenden Erfahrungen, seien es der Beschwerden selbst, sei es der mit der

Erkrankung einhergehenden Ängste oder der mit der Behandlung einhergehenden Belastungen und Einschränkungen, die Vorhersagen und Erwartungen im weiteren Verlauf mitprägen. Das kann, wie schon erwähnt, dazu führen, dass die Körperbeschwerden nach einem eindeutig organ-strukturell begründeten Beschwerdebeginn (Entzündung o. Ä., s. o.) im Verlauf von Wochen, Monaten oder Jahren einen rein funktionellen Charakter erhalten. Es kann aber auch sein, dass die organische Grunderkrankung noch weiter aktiv ist und trotzdem zusätzlich, im Chronifizierungsverlauf zunehmend, Vorhersagen und Erwartungen das Ausmaß der Körperbeschwerden beeinflussen. Ein Beispiel dafür ist die sehr häufig (bis zu 80 %) bei Patient:innen mit Multipler Sklerose auftretende Fatigue oder anhaltende Erschöpfung. Das Ausmaß dieser Fatigue hängt nach mehreren Untersuchungen außer mit der Beeinträchtigung durch die entzündlichen Nervenschädigungen vor allem mit der ängstlichen Erwartung, einem Vermeidungsverhalten und anderen psychosozialen Faktoren zusammen, die unmittelbar auf die Vorhersage weiterer Erschöpfung einwirken (Wijenberg et al. 2016).

Aus dieser Perspektive folgt zwangsläufig, dass es für das Verständnis *aller* Formen belastender Körperbeschwerden wichtig ist, das subjektive Erleben und damit auch die mehr oder weniger angstgetönten Erwartungen hinsichtlich Beschwerde- und Krankheitsverlauf als zentrale Komponente der Beschwerdeausprägung selbst anzusehen – ganz unabhängig von der Frage, ob eine definierte organstrukturelle Erkrankung vorliegt oder nicht. Dieser Perspektive entspricht dann auch eine Tendenz der letzten Jahre, den Begriff der »anhaltenden Körperbeschwerden« (im Englischen: »persistent physical symptoms«, vgl. Löwe et al. 2024) als übergeordnete Beschreibungskategorie zu benutzen, um so die wichtigen Gemeinsamkeiten zu betonen, die es zwischen Körperbeschwerden bei vorhandener organstruktureller Erkrankung und solchen mit funktionellem Hintergrund gibt – auch im Hinblick auf zumindest teilweise übereinstimmende Therapieansätze.

Allerdings muss uns klar sein, dass in dieser »Gesamtperspektive« auf Körperbeschwerden innermedizinisch auch einiges Konfliktpotenzial liegt: Die Tatsache, dass zum Verständnis und zur Behandlung von Körperbeschwerden bei definierten organstrukturellen Erkrankungen (zumindest wenn sie länger anhalten) die psychosozial-subjektive Seite der Diagnostik und Therapie grundsätzlich und immer dazugehört, wird nicht leicht verdaulich sein für den Mainstream der biomedizinisch orientierten Ärzt:innen. Sie sind ja heutzutage erfreulich oft bereit, psychosoziale Aspekte der Bewältigung einer Erkrankung und die Unterstützung dabei als sehr relevant anzusehen – aber dass diese Aspekte zum Kern dessen gehören, was sie bei ihren Patienten als Krankheitsphänomen feststellen und behandeln, ist ihnen oft beim besten Willen nur schwer nahezubringen.

Wir kommen darauf und auf die therapeutischen Ansätze noch zurück, jetzt aber ein Fazit unserer Zwischenauswertung:

Unter Nutzung des Modells des vorhersagenden Gehirns gelingt es, die bislang nicht gut verstandene, in konträren Top-down- und Bottom-up-Traditionen nur unzulänglich geklärte Frage sehr viel besser zu beantworten, was im Organismus eines Menschen eigentlich los ist, der unter belastenden Körperbeschwerden leidet, ohne dass eine organstrukturelle Erkrankung vorliegt. Es ist das enge, ganz und gar untrennbare Zusammenspiel von Bottom-up- und Top-down-, von biologischen und psychosozialen Prozessen oder besser: ein biopsychosozialer Gesamtprozess von (übermäßig präziser) Vorhersage und (wenig präzisen) sensorischen Reizen, die den Betreffenden in seiner Interozeption auf Körperbeschwerden schließen lassen.

Mit diesem hier verkürzt zusammengefassten Bild ist zum einen ein besseres Verständnis des häufigen klinischen Phänomens der funktionellen Körperbeschwerden möglich. Zum anderen bedeutet es auch einen ersten wichtigen Schritt zu einem integrierteren, weniger einzelne Faktoren auftrennenden biopsychosozialen Zugang in der Medizin. Allerdings braucht es – und das zeigt gerade ein Blick auf Menschen, die unter belastenden funktionellen Körperbeschwerden leiden – noch weitere Schritte, um das klinische Phänomen in weitreichend integrierter Form biopsychosozial zu fassen. Denn die Betroffenen leiden eben nicht nur an Körperbeschwerden. Inwieweit ihr Leiden darüber hinausgeht und was das für ein integriert biopsychosoziales Verständnis bedeutet, soll im nächsten Abschnitt dargestellt werden.

4.6 Auf dem Weg zu einem integrierten biopsychosozialen Medizinmodell 2: Das verkörperte Selbst

Auf dem Boden des Modells des vorhersagenden Gehirns wurde deutlich, dass das Erleben belastender Körperbeschwerden am ehesten als eine Störung der Körperwahrnehmung verstanden werden kann, im Fremdwort eine »Interozeptionsstörung«. Insofern ist es nicht überraschend, dass der Begriff »Interozeptionsstörung« in letzter Zeit von verschiedenen Autoren auf eine ganze Reihe von Krankheitsbildern angewandt worden ist, von den funktionellen Körperbeschwerden bis zu neurologischen und psychiatrischen Krankheitsbildern (so z. B. Bonaz et al. 2021).

Allerdings greifen wir damit, so wichtig diese Erkenntnis ist, trotzdem noch in doppelter Weise zu kurz. Zum einen leiden, wie schon erwähnt, die Patient:innen, die längere Zeit belastende Körperbeschwerden erleben, nicht nur an diesen – zum anderen ist es ja schließlich nicht das Gehirn, sondern der Mensch in Interaktion mit seiner Umwelt, der leidet. Diesen beiden »shortcomings« wenden wir uns im Folgenden zu und gehen dafür noch einmal auf unsere schon mehrfach umrissene klinische Ausgangssituation zurück.

Menschen, die seit Monaten unter Kopf- und Bauchschmerzen, Schwindel, Erschöpfung und/oder anderen Körperbeschwerden leiden, für die sich trotz angemessener medizinischer Untersuchungen keine ausreichend erklärende organstrukturelle Pathologie finden lässt, leiden sogar manchmal weniger am Erleben dieser Beschwerden selbst und mehr an den Begleitumständen und Folgen:

- Eine offenkundige, oft erhebliches Leiden auslösende Ebene des Beschwerdeerlebens ist im weitesten Sinne das »Nicht-mehr-Können«, das mit Schmerzen, Schwindel, Unwohlsein verbunden ist: Es geht körperlich nicht mehr das, was früher selbstverständlich zum Leben gehörte – Sport, Arbeit, Hausarbeit, sonstige Freizeitaktivitäten betreffend. Und damit verbunden geht auch sozial vieles nicht mehr so wie früher. Die Kontakte zu Arbeitskolleg:innen, Freunden, Familie werden schwieriger zu realisieren, werden weniger. Zum Teil geschieht das gegen eigenen Willen, zum Teil aber auch als mehr oder weniger freiwilliger sozialer Rückzug, um sich Enttäuschungen, Scham oder auch nur ständige Nachfragen nach dem Ergehen zu ersparen.

- Auch auf den Körper bezogen gibt es neben den eigentlichen Beschwerden oft noch zusätzliches Leiden, und zwar daran, dass Betroffene das Gefühl haben, sich nicht (mehr) auf ihren Körper verlassen zu können. Sie erleben ihren Körper als weniger vital, als stark empfindlich, einzelne (z. B. chronisch schmerzende) Körperteile als nicht mehr in gewohnter Weise zu sich gehörig, nicht mehr gut steuerbar.
- Viele dieser Betroffenen leiden unter großen Ängsten, was den Fortgang der Beschwerden und die mögliche Entdeckung bösartiger Ursachen dafür angeht, sie beschäftigen sich viel mit den Beschwerden und suchen vermehrt sowohl Ärzt:innen wie Heilpraktiker:innen auf, um Erklärung und Hilfe zu finden – und leiden darunter, dass sie beides so wenig finden.[20]
- Häufig ist es dann das Leiden an der fehlenden organischen Erklärbarkeit der Beschwerden und die damit verbundene Vorstellung, ein eingebildeter Kranker zu sein und/oder mit den Beschwerden nicht ernst genommen zu werden, das den größten Leidensdruck ausmacht.
- Mit den Beschwerden verändert sich häufig auch das Selbstbild; Betroffene leiden darunter, sich als schwach und hilflos zu erleben, nicht in der Lage, selbst etwas an den Beschwerden und ihrer Situation insgesamt ändern zu können, enttäuscht über sich selbst.
- Bei genauerer Befragung wird oft auch deutlich, dass sich das Selbsterleben dieser Betroffenen auch auf ganz basaler Ebene verändert: Die schmerzenden Gliedmaßen werden als nicht mehr in gleicher Weise zum Körper gehörig erlebt, es geht das Gefühl verloren, diese in gewohnter Weise in Handlungen einsetzen zu können etc.
- Leidensdruck entsteht darüber hinaus oft auch aus dem veränderten Beziehungserleben. Sowohl Ärzt:innen wie Angehörige werden als

20 In der neuen Auflage der medizinischen Klassifikation ICD, dem ICD-11, wird wie gesagt für diese Kombination aus Körperbeschwerden mit beschwerdebezogenen Ängsten, Gedanken und Verhaltensweisen die Diagnose der »somatischen Belastungsstörung« als Unterform psychischer Störungen vorgesehen.

> enttäuschend erlebt, als Menschen, die mich nicht verstehen, mich allein lassen in meinem Leiden.

Dieses Gesamt aus körperlichen Beschwerden, beschwerdebezogenen Ängsten, Gedanken und Verhaltensweisen und Veränderungen des Selbst- und Beziehungserlebens hat Viktor von Weizsäcker (1886–1957) auch als »Krise des Subjekts« bezeichnet, zu der es als Folge der »Urkrankheiten« Schmerz und Schwindel komme, eine Krise seiner Identität und Kontinuität, zugleich eine Wandlung, ein Übergang in eine neue Ordnung (Rieger 2023). Weizsäcker bettet diese Beschreibung in ein ausgreifendes Konzept medizinischer Anthropologie ein, in der es darum geht,

> »... einen Menschen als leibliches Subjekt in der Duplizität von ›jemand‹ [ein personales Gegenüber] und ›etwas‹ [ein objektivierbarer Gegenstand] zu begreifen, heißt, ihn in der Duplizität von ›Pathischem‹ und ›Ontischem‹ zu begreifen. Es wird also nicht nur gefragt, was der Fall ist, sondern auch, was ein Mensch noch nicht ist, sondern wird, was er will, kann, soll, muss oder darf.« (Rieger 2023, S. 135)

Diese Formulierungen, die auf einen weitsichtigen, allerdings oft dunkel formulierenden Arzt und Denker der ersten Hälfte des 20. Jahrhunderts zurückweisen, deuten immerhin an, worum es geht: Der nächste Schritt zu einem integrierteren biopsychosozialen Modell sollte den Menschen in seiner Körperlichkeit wie in psychosozialer Hinsicht erfassen, und zwar sowohl in der (für die naturwissenschaftlich orientierte Medizin dominanten) objektivierenden Perspektive des neutralen Beobachters (»3.-Person-Perspektive«) wie in der für einen teilnehmenden Beobachter erschließbaren Perspektive des Subjekts (»1.-Person-Perspektive«). Ein besonders wichtiger Aspekt bei Weizsäcker ist in diesem Zusammenhang das von ihm geprägte Schlagwort von der »Einführung des Subjekts« in die Medizin – das bedeutet eben nicht nur die additive »Einführung der Psyche« in eine ansonsten sehr biologisch-naturwissenschaftlich geprägte Medizin, es bedeutet die Einführung einer zur naturwissenschaftlichen komplementären, ganz anders gearteten Perspektive, in der es um den in seiner Umwelt grundsätzlich bedeutungshaft interagierenden Organismus/die Person geht (vgl. Rieger 2023).

Ein aus meiner Sicht verhältnismäßig gut zugänglicher und moderner Weg, um nach der ersten biopsychosozialen Integration im Wahrnehmungsmodell des vorhersagenden Gehirns im Geiste dieser »Einführung des Subjekts« den nächsten Integrationsschritt zu erreichen, ist die Betrachtung von funktionellen Körperbeschwerden und anderen »psychosomatischen Krankheiten« als sogenannte »Störungen des verkörperten Selbst« (Fuchs et al. 2010, Henningsen 2021). Dieser Begriff ist allerdings auch erst mal erläuterungsbedürftig. Beginnen wir damit, was mit »Selbst« gemeint ist.

Wir haben alle ein natürliches Verständnis davon, was ein Selbst ist, das hat mit unserem Bewusstsein von uns selbst als dem Zentrum unseres Erlebens und unserer Handlungen zu tun, mit unserer darauf fußenden, im Lauf des Lebens entwickelten Identität, unserer Persönlichkeit, auch unserer Körperlichkeit. Wissenschaftlich ist das Selbst traditionell am ehesten ein Untersuchungsgegenstand der Psychologie, besonders auch der Psychotherapie. Auch Philosophen beschäftigen sich damit intensiv – deren Zugang, auf den ich mich im Folgenden beziehe, kann den Vorteil haben, methodisch nicht auf einen Aspekt zu fokussieren, wie das Psycholog:innen und Psychotherapeut:innen mit dem psychischen Aspekt des Selbst naturgemäß tun.

Der Begriff »Selbst«, mit dem so etwas wie subjektive (Selbst-)Erfahrung, 1.-Person-Perspektive oder auch das »What it is like for me« (nicht nur: »What it is like«) von Sinnes- und Erfahrungsqualitäten gemeint ist, hat viele Facetten. Eine einfache, aber sehr wichtige Unterscheidung ist die zwischen Kern- oder minimalem Selbst und einem erweiterten oder narrativen Selbst (Zahavi 2010). Ersterer Begriff verweist auf das basale, unmittelbare Selbsterleben, letzterer auf die höherstufige oder reflektiertere, durch biographische (Selbst-)Erzählung in all ihren Fragmenten geformte Identität. Dennett (1991) spricht in diesem Zusammenhang vom Selbst als einem »center of narrative gravity«.

Gallagher (2013) greift mehr als nur zwei Unterscheidungen von Selbstaspekten auf und verzichtet in seiner »Muster-Theorie des Selbst« ausdrücklich darauf, den einen oder anderen Aspekt zu bevorzugen –

er bezeichnet die folgenden acht Selbst-Aspekte als unverzichtbar und dynamisch aufeinander bezogen:

- *Körpernahe Aspekte:* Gemeint sind sowohl die biologischen Mechanismen z.B. der Temperatur- und Flüssigkeitsregulation, die die Homöostase des Organismus aufrechterhalten, wie auch die sensomotorischen Wahrnehmungs- und Bewegungsprozesse, mit denen die Grenzen des eigenen Körpers (im sogenannten »Körperschema«) ebenso repräsentiert werden wie der um die eigene Person zentrierte (»egozentrische«) Raum, der eine wichtige Bezugsgröße des subjektiven Erlebens in der 1.-Person-Perspektive ist.
- *Erlebensaspekte:* In dem Maß, in dem die körpernahen Aspekte bewusst erfahrbar sind, sind sie durch ein unmittelbares, »prä-reflexives«, verkörpertes Bewusstsein in der 1.-Person-Perspektive bestimmt. Besonders wichtig ist dabei das Gefühl der Zugehörigkeit (ownership), das sich auf einzelne Körperteile bezieht, und das Gefühl des Handeln-Könnens, des »Ich bin selbst der Urheber meiner Handlungen« (agency). Diese Erlebensaspekte machen dann auch das aus, was als Kern- oder minimales Selbst bezeichnet wird (vgl. Zahavi 2010).

  (Wie leicht das scheinbar so stabile Zugehörigkeitsgefühl von Körperteilen manipuliert werden kann, zeigt die sogenannte Gummihand-Illusion, die interessanterweise erst 1998 beschrieben worden ist [Botvinick & Cohen 1998]: Wenn man die eigene Hand optisch verdeckt und daneben eine (nur ungefähr ähnliche) Gummihand sichtbar hinlegt und dann sowohl Gummi- wie verdeckte eigene Hand in gleicher Weise bestreicht, entsteht bei den meisten Menschen spontan das Gefühl, dass die Gummihand zum eigenen Körper gehöre. Dieses Gefühl ist ein regelrecht körperliches. Bedroht man die Gummihand z.B. mit einer Nadel, reagieren die Betreffenden deutlich mit vegetativen Schreckreaktionen. Mit dem Modell des vorhersagenden Gehirns ist diese Illusion plausibel erklärbar: Die mit hoher Präzision und Vorerwartung einhergehenden eng korrelierten Sinnesdaten visueller [Ansehen der berührten Gummihand] und sensorischer Art [Spüren der Berührung der verborgenen eigenen Hand] führen zu einer Veränderung des Vorhersagemodells derart, dass der Vorhersageirrtum aus der Körperlagewahrnehmung [die eigene Hand liegt leicht woanders als die Gummihand] minimiert und die Gummihand als am wahrscheinlichsten zum Selbst gehörig in das Selbsterleben integriert wird.)

- *Affektive Aspekte:* Diese reichen von basalen impliziten körperlichen Reaktionen bis hin zu typischen bewussten bzw. bewusstseinsfähigen emotionalen Ausdrucks- und Erlebensformen – wie weiter oben erwähnt sind sie typischerweise gekoppelt an affektiv bewertete Umweltwahrnehmungen (selbstverständlich ggf. auch imaginierter Art).
- *Verhaltensaspekte:* Verhaltensgewohnheiten reflektieren und/oder konstituieren unseren Charakter.
- *Intersubjektive Aspekte:* Hierzu gehört zum einen die basale, vorsprachliche, sehr körpernahe oder leibliche Fähigkeit zur Abstimmung (attunement, Resonanz) mit anderen. Zum anderen gehören dazu auch weiter entwickelte Formen des Selbst-Bewusstseins und der Identität, z. B. als jemand, der für sich und zugleich einer Gruppe zugehörig ist (vgl. Küchenhoff 2016).
- *Psychologische/kognitive Aspekte:* Damit sind Aspekte gemeint, die um den Begriff der personalen Identität kreisen, wie psychologische Kontinuität, Gedächtnis und das reflexive Selbstverständnis.
- *Narrative Aspekte:* Hier geht es um narrativ strukturierte Selbstinterpretationen – manche verstehen das Selbst sogar insgesamt als narrativ strukturiert (vgl. Zahavi 2010).
- *Erweiterte/situierte/normative Aspekte:* Das Selbst wird auch über die Aspekte der Umgebung, der Institutionen, der Kulturen und Normen, aber auch der Gegenstände definiert, mit denen wir uns identifizieren.

In dieser Aufzählung von Selbstaspekten wurden schon mehrfach solche benannt, die deskriptiv sehr körpernah sind, wie die homöostatischen Funktionen oder auch das basale Zugehörigkeitserleben von Körperteilen. Der Begriff eines »verkörperten Selbst« (englisch: embodied self) möchte aber mehr zum Ausdruck bringen als »nur« die Tatsache, dass es solche körpernahen Selbstaspekte gibt. Er will darauf hinaus, dass das gesamte Selbst als ein verkörpertes zu denken ist – insofern ist es eigentlich gar nicht möglich, von einem unkörperlichen Selbst zu sprechen.[21] Man muss im Selbst die Verkörperung mitdenken. Das wird nun gleich anhand einer Betrachtung entlang der drei wesentlichen Perspektiven der 1., 2. und 3. Person erläutert.[22]

- In der subjektiven, der 1.-Person-Perspektive geht es um die Körperlichkeit des Selbsterlebens oder mit dem schönen, so nur im Deutschen genutzten Begriff, um den Leib. Zu unserer leiblichen Identität gehört es, wie vital oder matt, wie jung oder alt, wie männlich oder weiblich oder wie gesund oder krank wir uns fühlen. Sehr leiblich ist auch das Erleben von Gefühlen, die Hitze des Ärgers im Kopf und Oberkörper, das Abgestorben-Fühlen von Armen und Beinen in der Depressivität. Wichtig ist, dass dieses Erleben wie gesagt die Identität und auch das Handeln-Können mitprägt; diese zentralen Selbstdimensionen sind mitbetroffen, es geht nicht um den Leib als »Gegenüber« eines nur psychisch gedachten Selbsterlebens.
  Körperbeschwerden schälen sich gewissermaßen heraus aus dem Strom des leiblichen Selbsterlebens. Aus einem anfangs mitlaufenden Unwohlsein im Bauch wird »Ich habe Bauchschmerzen«, aus einer mitlaufenden Unsicherheit im Raum wird »Ich habe Schwindel« etc. Es kommt, abstrakter gesprochen, zum Übergang vom erlebenden »I-Self« zum reflektierenden »Me-Self«.[23] Wann genau es zu diesem Übergang kommt, hängt von Vielem ab: von der Intensität der Wahrnehmungen und der Aufmerksamkeit darauf, von einschlägigen Vorerfahrungen und daraus resultierenden Bedeutungszuschreibungen, vom Kontext und natürlich auch von Persönlichkeitseigenschaften. Dazu gehört, ob die Betreffende in der Reflektion auf veränderte Körperwahrnehmungen primär an »Beschwerde« als Indikator möglicher Krankheit denkt oder ob, je nach Kontext, sie

21 Insofern kann der Begriff »verkörpertes Selbst« auch irreführend wirken, da er logisch zu implizieren scheint, dass es auch ein unverkörpertes Selbst gebe.

22 Diese Erläuterung und damit das Verständnis von Verkörperung des Selbst bezieht also die objektive, die 3.-Person-Perspektive des unbeteiligten Beobachters mit ein, die zu wissenschaftlichen Herangehensweisen gehört, die aber selbst nicht zur subjektiven Selbststruktur gehört.

23 Die Unterscheidung von »I-Self«, dem Selbst als Erlebendes, und »Me-Self«, dem Selbst als Gegenstand des Denkens und Wahrnehmens, geht auf den US-amerikanischen Psychologen und Philosophen William James (1842–1910) zurück.

auch die Möglichkeit hat, eine Anspannung, ein Unwohlsein, einen Schwindel als Teil eines Gefühls, eines Ärgers, eines Ekels, einer Angst wahrzunehmen – diese Fähigkeit wird in der kindlichen Entwicklung wesentlich durch die weiter oben zitierten Körpererfahrungen im Umgang mit prägenden Beziehungspersonen gebahnt.

- Die 2.-Person-Perspektive ist die des »Du«. Sie ist naturgemäß eine unmittelbar interaktive und damit eine, die nicht ohne die 1.-Person-Perspektive erreichbar ist. Das »Du« erschließt sich nicht in der unbeteiligten Beobachterperspektive der 3. Person. Es erschließt sich nur in der teilnehmenden Beobachtung, der subjektiven Perspektive der 1. Person, die im Du nicht wie aus der 3.-Person-Perspektive das Objekt, sondern das personale Gegenüber wahrnimmt. Auch in dieser Ich-Du-Interaktion ist der Körper involviert. Wir stehen in »zwischenleiblicher Resonanz« (Fuchs 2018) zueinander, in der wir uns unbewusst in unseren Gesten und in unserem Körperverhalten insgesamt synchronisieren und zum Teil auch bewusst und direkt verstehen. Der Philosoph Maurice Merleau-Ponty (1908–1961) hat dafür den Begriff der »Zwischenleiblichkeit« geprägt, er schreibt:

  »Die Kommunikation, das Verstehen von Gesten, gründet sich auf die wechselseitige Entsprechung meiner Intentionen und der Gebärden des Anderen, meiner Gebärden und der im Verhalten des Anderen sich bekundenden Intentionen. Dann ist es, als wohnten seine Intentionen meinem Leib inne und die meinigen seinem Leibe« (Merleau-Ponty 1966, S. 219).

  Damit wird auch der soziale Charakter des verkörperten Selbst deutlich, der Andere ist gewissermaßen im Selbst spürbar.

- Aus der objektivierenden 3.-Person-Perspektive des unbeteiligten Beobachters (oder Naturwissenschaftlers) lassen sich ebenfalls körperliche Grundlagen des Selbsterlebens festhalten. Das ist einerseits selbstverständlich, insofern ein Selbst immer körperlich situiert ist. Andererseits konnten in dieser Perspektive gerade in den letzten Jahren und Jahrzehnten aber auch spezifischere und wichtige Verschränkungen der in traditioneller Anschauung scheinbar so getrennten psychischen und körperlichen Ebenen nachgewiesen werden, die die Verkörperung des Selbst noch plausibler machen. Das bekannteste Beispiel solcher Befunde ist die Entdeckung der sogenannten Spiegelneuronen (Rizzolatti & Sinigaglia 2016). So wird eine Unterform von Nervenzellen vor allem in denjenigen Arealen des Gehirns bezeichnet, die für die Ausführung von Bewegungen zuständig sind, also motorische Areale. Spiegelneuronen sind dort solche, die nicht nur bei Ausführung von eigenen Bewegungen aktiv werden, sondern auch dann, wenn die betreffende Person die entsprechende Bewegung bei einem Gegenüber beobachtet. Diese verstehe ich dadurch, dass bei mir analoge Neuronen in meinem motorischen Areal aktiv werden – ein scheinbar rein körperlicher Vorgang wie die Aktivierung motorischer Neuronen dient damit scheinbar rein psychischen Funktionen wie dem Verstehen der Handlungen eines Gegenübers. Auch in dieser Perspektive wird damit der soziale Charakter des verkörperten Selbst betont. Die Unterscheidung Ich–Anderer ist dann, wenn beide die Aktivierung motorischer Neuronen induzieren können, ein zweiter Schritt in einem, so wurde das von Erstbeschreibern der Spiegelneuronen genannt, wir-zentrischen Raum.

Das hier aus drei unterschiedlichen Perspektiven skizzierte Modell des verkörperten Selbst kann, das ist hoffentlich nachvollziehbar geworden, ein weiterer Schritt zu einem integrierteren biopsychosozialen Verständnis sein. Es überwindet die Aufteilung in Körper und Psyche, indem es eine sowohl körperliche wie psychisch manifeste subjektive Struktur mitsamt ihrer objektiven Ermöglichungsbedingungen beschreibt. Wir werden im Folgenden diskutieren, was das speziell für den praktischen Umgang mit Menschen mit funktionellen Körperbeschwerden und allgemein für das Selbstverständnis der Medizin heißen kann.

Davor ist aber noch ein Zwischenschritt notwendig, denn auch wenn wir jetzt schon einiges zum »verkörperten Selbst« erfahren haben, fehlt ja noch eine Verständigung darüber, was eigentlich Krankheiten oder, in der heute üblicheren »euphemistischeren« Redeweise, »Störungen des verkörperten Selbst« sind.

4.7 Funktionelle Körperbeschwerden als Störungen des verkörperten Selbst

Als wir uns zu Beginn des vorigen Abschnitts noch einmal das klinische Bild vor Augen führten, das die Menschen kennzeichnet, die anhaltend unter belastenden funktionellen Körperbeschwerden leiden, wurde über die wahrgenommenen Schmerzen und anderen Körperbeschwerden hinaus eine ganze Reihe weiterer körperlicher, psychischer und sozialer Veränderungen deutlich, die zum Leiden dieser Menschen gesamthaft beitragen – vom veränderten Zugehörigkeitserleben einzelner Körperteile bis zum grundlegend veränderten Erleben sozialer Beziehungen und der eigenen Person.

Dieses Leiden auf mehreren Ebenen geht, wie schon angedeutet, um einiges hinaus über ein reines Verständnis als Körperwahrnehmungs- oder Interozeptionsstörung. Es lässt sich vielmehr gut und in integrativer Weise als Störung des verkörperten Selbst beschreiben. So war ja auch die Absicht bei Einführung dieses Begriffs weiter oben: Praktisch alle der angesprochenen Selbst-Aspekte sind in diesem Leiden betroffen, vom körpernahen Erleben über affektive, interpersonelle, Verhaltens-, psychologisch/kognitive, narrative und situative Aspekte.

Allerdings ist noch offen, nach welchen Kriterien die Veränderungen tatsächlich als krankheitswertig gelten sollen. So wie das vorübergehende und nicht allzu belastende Erleben von Schmerzen und anderen Körperbeschwerden durchaus noch Teil der Gesundheit ist, ist auch nicht jede Sorge, dass eine organische Krankheit übersehen wurde oder dass Schmerzen und Erschöpfung weiter zunehmen könnten, nicht jedes gekränkte Gefühl, sich nicht mehr wie früher in der Jugend auf den Körper verlassen zu können, krankheitswertig. Damit nicht für jeden der unterschiedlichen verkörperten Selbstaspekte eigene Störungskriterien beschrieben werden müssen, ist es günstig, wenn sich ein gemeinsamer Nenner der Störungsaspekte finden lässt.

Ein solcher gemeinsamer Nenner besteht am ehesten darin, dass es sich bei krankheitswertigen Veränderungen des verkörperten Selbst um Störungen der Bedeutungserteilung handelt (De Haan 2020). Damit ist Folgendes gemeint: Auf allen Ebenen des verkörperten Selbst geht es um Veränderungen der Bedeutung, die dem Erleben und Verhalten, dem impliziten und expliziten Bild von sich und den anderen, der Umwelt, zugeschrieben werden – die Zuschreibungen sind selbst integraler Teil davon. Die Bedeutungen sind per se nie wertneutral, sondern haben aus der subjektiven Sicht eine positive oder negative Tendenz (oder Valenz), in der sich ganz basal ein »gut oder schlecht für den Organismus/die Person« ausdrückt. Das wird besonders deutlich, wenn es um Gefühle geht, deren positiver oder negativer Charakter auch eng mit Motiven und Verhaltenstendenzen gekoppelt ist (Angst: Ich weg vom Angstobjekt, Liebe: Ich hin zum Liebesobjekt, Ärger: Ärgerobjekt weg von mir etc.). Der nicht wertneutrale, sondern werthaltige, bewertende Charakter gilt aber auch für andere Wahrnehmungen, Verhaltensweisen sowie die Fremd- und Selbstbilder, die zum subjektiven Gesamt des verkörperten Selbst gehören. Erst durch die basale Orientierung am »gut« oder »schlecht« entsteht ja die möglichst gute Anpassung an (partiell auch selbst geschaffene) Umwelt und Kontext, die nicht nur für Lebensqualität, sondern am Ende auch für das Überleben wichtig ist. Das Bedeutungszuschreiben ist ein aktiver Prozess, der in der ständigen Interaktion der Person mit ihrer Umwelt geschieht und sich körperlich ebenso wie psychisch zeigt – das ist die Subjektivität im umfassenden Sinn, von deren Einführung weiter oben die Rede war. Für die Körperwahrnehmung, die Wahrnehmung auch von Körperbeschwerden, hat das Modell des vorhersagenden Gehirns den aktiven Teil der Bedeutungszuschreibung, der in der Vorhersage bzw. Erwartung bestimmter Wahrnehmungen liegt, deutlich gemacht. Für die anderen, stärker psychologisch imponierenden Selbstanteile wie zugehörige Gefühle, Gedanken und (zwischenmenschliche) Verhaltensweisen ist ohnehin einsichtig, dass es hier immer ganz zentral um Bedeutungen geht.

Bedeutungszuschreibungen können nun im Rahmen von Krankheiten oder Störungen Veränderungen erfahren, die krankheitswertig sind. Was sind dabei Kriterien, anhand derer man entscheiden kann, ob es sich tatsächlich um Störungen der Bedeutungserteilung und damit um eine Störung des verkörperten Selbst handelt und nicht nur um eine veränderte Bedeutungszuschreibung?

- Ein erstes Kriterium ist die Kongruenz der subjektiven Bedeutungszuschreibung mit der intersubjektiv geteilten und damit quasi objektiven Zuschreibung: Ist die subjektive Annahme, dass eine Körperbeschwerde auf eine organische Krankheit zurückgeht, kongruent mit der intersubjektiv geteilten medizinischen Faktenlage? Ist die subjektive Angst kongruent mit der intersubjektiv geteilten Feststellung zu bedrohlichen Objekten oder Themen?[24]
- Ein zweites Kriterium ist die Flexibilität der Bedeutungszuschreibung. Kann die Bedeutungserteilung kontextabhängig verändert werden oder ist sie in gewisser Weise fixiert, steckengeblieben, immun gegen abweichende Erfahrungen? Hier geht es, um das noch einmal zu betonen, nicht nur um bewusste Bedeutungserteilungen wie z.B. um Ursachenannahmen zu erlebten Körperbeschwerden, sondern es geht auch um nicht bewusste Bedeutungszuschreibungen, also z.B. um interozeptive Schlussbildungen, um Wahrnehmungs- und Bewegungsmuster oder um möglich inflexible (interpersonelle) Verhaltensmuster.

  Das Kriterium mangelnder kontext- und erfahrungsabhängiger Flexibilität ist in der Praxis sehr wichtig und auch bei der Beurteilung typischer psychischer Störungen wie Angst- oder Persönlichkeitsstörungen etabliert.
- Als drittes Abgrenzungskriterium kann die Flexibilität eines reflexiven Standpunkts gelten. Ist die Betreffende in der Lage, innerlich flexibel Stellung zu nehmen zu dem, was in ihrer Interaktion mit der Welt geschieht, kann sie das Selbst- und Weltbild entsprechend anpassen? Es geht hier also um die – ausnahmsweise ganz psychologisch zu beschreibende – Fähigkeit zur reflexiven Metaperspektive.
- Das Ausmaß des Leidens ist ein viertes Kriterium. Dabei ist es wichtig, dass nicht jedes Leiden krankheitswertig ist (z.B. Leiden in Trauer) und nicht jede krankheitswertige Störung mit Leiden einhergeht (z.B. bei narzisstischen und anderen Persönlichkeitsstörungen, unter denen typischerweise zumindest über lange Zeit die Umwelt lei-

24 Die primäre subjektive Bedeutungszuschreibung einer Körperwahrnehmung als Schmerz, Schwindel oder als einer anderen Körperbeschwerde kann dabei wohlgemerkt nicht auf Kongruenz mit einer intersubjektiv geteilten Zuschreibung untersucht werden, da sie ja ausschließlich subjektiv gegeben ist.

det, aber nicht der Betreffende). Trotzdem ist Leiden und damit als objektivierbares Merkmal verbunden die Einschränkungen im alltäglichen Lebensvollzug, sei es bei privaten oder bei beruflichen Aktivitäten, ein wichtiges Kriterium, um von einer krankheitswertigen Störung zu sprechen.

Dieses Kriterienraster mag etwas abstrakt wirken, aber wir können damit recht gut beschreiben, wann funktionelle Körperbeschwerden im konkreten Einzelfall zu einer krankheitswertigen Störung des verkörperten Selbst werden. Der Blick auf den Einzelfall im jeweils spezifischen Kontext von Lebenssituation und sozialer Lage ist dabei immer wichtig, die Ausprägung der Veränderungen kann von Fall zu Fall sehr verschieden sein. Bei einer Patientin geht das langjährige, schon in der späten Jugend einsetzende Muster vielfältiger, den Alltag einschränkender Körperbeschwerden einher mit tiefgreifenden Überzeugungen von eigener Schwäche, Empfindlichkeit und Belastung für Andere in Verbindung mit großem Misstrauen gegenüber möglicher Unterstützung durch diese Anderen; beide Aspekte werden von ihrer Umwelt ganz anders wahrgenommen, sie gilt als durchsetzungsfähig und autonom. Bei einem anderen Patienten sind Schmerzen in beiden Beinen verbunden mit einem Gefühl verminderter Zugehörigkeit und Steuerbarkeit dieser ihm subjektiv vergrößert erscheinenden, objektiv unveränderten Extremitäten; mit den Beschwerden verbunden ist eine große und durch unauffällige Untersuchungsergebnisse nur kurzfristig zu lindernde Angst davor, dass eine schwere Muskelkrankheit Ursache der Beschwerden ist. In beiden Fällen liegen damit, wenn auch auf unterschiedlichen Ebenen des verkörperten Selbst, Inkongruenz, Inflexibilität und ausgeprägtes Leiden entsprechend den Kriterien für eine Störung der Bedeutungserteilung und somit eine Störung des verkörperten Selbst vor.

4.8 Wo stehen wir jetzt?

Im vierten Kapitel waren wir ausgegangen von den zuvor zusammengefassten Problemen im Umgang mit Menschen mit belastenden funktionellen Körperbeschwerden. Diese haben, das haben wir gesehen, viel mit dem vorherrschenden Selbstverständnis der Medizin zu tun, objektiv nachweisbare Krankheiten zu behandeln, wobei darin eine sehr ungleich gewertete Aufspaltung zwischen objektiv Körperlichem und subjektiv Psychischem enthalten ist.

Ein erster Schritt, sich von diesen Problemwurzeln zu entfernen, war eine Neufassung des Verständnisses von Krankheit: nicht ausschließlich und primär als objektiv nachweisbare Störung der biologischen Grundlagen normaler Körperfunktionen, sondern als schädliche Störung körperlicher Funktionen unabhängig vom objektiven Nachweis der biologischen Grundlagen.

Ein zweiter Schritt bestand darin, dem einseitig biomedizinisch ausgerichteten Medizinmodell ein biopsychosoziales Modell gegenüberzustellen, das grundsätzlich eine gleichberechtigte Offenheit für biologische und psychosoziale Entstehungs- und Behandlungsfaktoren bei menschlichen Krankheiten wiederherstellt. Allerdings blieben diese Faktoren auch im biopsychosozialen Modell zunächst sehr getrennt, nur additiv zusammengesetzt, was die alten Fragen nach der Art ihres Zusammenwirkens, z. B. nach dem »rätselhaften Sprung« von der Seele in den Körper auslöst. Deshalb ging es in den nächsten beiden Teilschritten darum, biologische, psychische und soziale Faktoren stärker zu integrieren, zum einen mit Verweis auf neuropsychophysiologische Grundlagen der Wahrnehmung im vorhersagenden Gehirn, zum anderen mit dem Konzept vom verkörperten Selbst und seinen Störungen. Integriert sind die biologischen und psychosozialen Faktoren in einem komplementären Verhältnis zweier Perspektiven: der naturwissenschaftlich-kausalen, die nicht nur auf körperliche, sondern auch auf psychosoziale Prozesse anwendbar ist (durch Messen, Zählen und Verrechnen) – und der intentional-hermeneutischen, die nicht nur auf psychosoziale, sondern auch auf körperliche Prozesse anwendbar ist (durch Bedeutungszuschreibungen und deren Verstehen). Mit den beiden Teilschritten ist dann auch ein zugleich erweitertes und integriert biopsychosoziales Verständnis von krankheitswertigen funktionellen Körperbeschwerden erreicht, dessen praktische Konsequenzen im nächsten Kapitel genauer beschrieben werden sollen.

Im Licht des integrierteren biopsychosozialen Verständnisses wird auch der Begriff der funktionellen Körperbeschwerden nochmal klarer. Der Begriff heißt ja im ersten Schritt, der schon besprochen wurde, dass eine Störung und Belastung des Körpers vorliegt, ohne dass eine beschwerderelevante organische Körperkrankheit nachweisbar wäre. Es heißt damit, wie schon mehrfach gesagt, nicht, dass die Beschwerden »nicht-organisch« oder gar »psychisch« seien, denn natürlich hat alles Erleben, auch das von Körperbeschwerden, ein Korrelat in körperlichen Prozessen in Gehirn und peripherem Körper, und so und so oft gibt es auch organische Erklärungsanteile für das Entstehen der funktionellen Beschwerden.

Es geht aber, und das ist der jetzt relevante zweite Schritt, auch nicht um die Störung der Funktion einzelner Organe oder Organsysteme wie des Gehirns, des Herzens, des Darms oder der Muskeln. Versteht man Funktionsstörung in dieser »organlokalisierenden« Weise, verführt das schon wieder dazu, eine organpathologische Störung, einen Defekt als Ursache der Funktionsstörung zu vermuten. Passender ist es, die Störung von körperlichen Funktionen als Störung von Aufgaben oder Leistungen zu verstehen, die ein Organismus insgesamt in der Interaktion mit seiner Umwelt ständig erbringt. Es kann zwar zum Charakter der Störung gehören, dass sie als spezifisch im Körper lokalisiert erscheint (ein Schmerz an bestimmter Stelle, ein Herzrasen etc.), das gilt aber keineswegs immer (die Erschöpfung ergreift den ganzen Menschen, oft auch der Schwindel). Gestört sind unabhängig davon aber immer zwei ganz generelle Funktionen. Zum einen ist es das aktive Schließen auf die Ursachen körperlicher Wahrnehmungen, das typischerweise in doppelter Weise gestört ist (ein körperliches Signal wird im Zusammenspiel mit erfahrungsgespeisten Erwartungen zunächst als lokaler Schmerz wahrgenommen und dieser impliziert den Schluss auf eine lokale Verletzung, die dann aber nicht nachweisbar ist). Zum anderen ist es das aktive Handeln, die Agency, die in Verbindung mit den Körperbeschwerden und in der Interaktion mit der physischen und der sozialen Umwelt oft auch dann gestört ist (im Sinne reduzierten Handlungserlebens bzw. gering erlebter Selbstwirksamkeit), wenn nicht eine Lähmung oder Gangstörung, sondern »nur« ein Schmerz, ein Schwindel oder eine Erschöpfung erlebt wird.

In der so verstandenen funktionellen Störung liegt also ein gestörtes Zusammenspiel der untrennbar verbundenen biologischen, psychologischen und sozialen Faktoren vor, die ständig in die kontinuierlichen Wechselwirkungen zwischen Person/Organismus und ihrer Umwelt eingehen und von denen im Fall einer Störung angesichts ihrer Verwobenheit meist nicht zu sagen ist, »wer angefangen hat«, biologische oder psychische oder soziale Faktoren. Man könnte auch von einer Gleichgewichtsstörung sprechen, nur klingt dieser Begriff statischer und mehr auf die Person und weniger auf ihre Interaktionen mit ihrer Umgebung bezogen.

Ein so verstandener Begriff der »funktionellen Körperbeschwerden« sollte für Betroffene gut akzeptabel und verwendbar sein, er impliziert echtes Leiden bei ausgewogener Ursachenbetrachtung und er ist zugleich nicht an die Annahme von Defekten im Körper, in der Person gebunden. Der letzte Punkt bedeutet eine Umkehrung bisheriger Wertungen: Galt im alten Konzept der Nachweis des Defekts, der organischen Pathologie als erstrebenswert, weil damit die Legitimität des Leidens dokumentiert wurde, kann jetzt die Abwesenheit des Defekts bei anerkannt legitimem Leiden als Vorteil gelten, als prognostisch günstige Aussage über die prinzipielle Unversehrtheit der körperlichen Strukturen.

KAPITEL 5

Ein veränderter Umgang mit funktionellen Körperbeschwerden

Wenn es im Folgenden um einen angemessenen Umgang mit Menschen mit funktionellen Körperbeschwerden geht, so sind damit in erster Linie Mitarbeitende des Gesundheitswesens angesprochen, die aus einem erweiterten und integrierteren biopsychosozialen Verständnis dieses sehr häufigen klinischen Problems Konsequenzen für ihre tägliche Arbeit mit den betreffenden Patientinnen und Patienten ableiten können. Es gilt aber auch für die Betroffenen selbst, die eine solche veränderte Perspektive nutzen können, um mit ihrem Leiden zugleich selbstbewusster und selbstwirksamer, aktiver umzugehen. Und natürlich geht es, sozusagen um den klinischen Kern von Patient:innen und Mitarbeitenden im Gesundheitswesen herum, für viele weitere sogenannte »Stakeholder« in unserer Gesellschaft im Ganzen um einen angemesseneren Umgang mit der großen Last funktioneller Körperbeschwerden: seien es die Angehörigen der Betroffenen, die Arbeitgeber:innen, die Versicherungen, die Medien oder die Gesundheitspolitiker:innen.

5.1 Mitarbeitende im Gesundheitswesen

Stellen Sie sich vor, Sie begegnen als Ärztin, als Arzt, als Angehörige eines anderen Gesundheitsberufs Menschen, die anhaltend unter belastenden funktionellen Körperbeschwerden leiden: Wie würde sich Ihr Umgang mit ihnen durch das integriert biopsychosoziale Verständnis, das gerade skizziert wurde, verändern? Ganz allgemein gesprochen könnte das heißen: Sie sehen primär tatsächlich einen kranken Menschen vor sich, einen Menschen, der vor allem körperlich leidet. Sie sehen sozusagen nicht sofort durch ihn oder sie hindurch auf der Suche nach einer körperlichen oder auch psychischen Krankheit, die Sie diagnostizieren und behandeln wollen. Natürlich gehört die Suche nach behandelbaren Körperkrankheiten, die die Beschwerden wesentlich miterklären können, zum angemessenen ärztlichen Handeln hinzu. Aber das ist dann eben nur *eine* Hinsicht, *eine* Perspektive zum Verständnis des kranken Menschen, sie stellt eine »nützliche Abstraktion« dar, denn der Schluss auf eine mögliche körperliche (oder auch psychische) Krankheit abstrahiert zwangsläufig und im Interesse der Erkenntnis vom Einzelfall, indem er ihn in eine entsprechende Kategorie einsortiert (»ein Fall von Diabetes, Krebs etc.«). Die andere wesentliche Hinsicht und Perspektive, die auf das Erfassen des subjektiven Erlebens dieses Menschen, auf seine auch körperlich manifeste, auf die Umwelt gerichtete Subjektivität und auf die psychischen, körperlichen und Umgebungsbedingungen ausgerichtet ist, die diese Subjekt-Seite mitprägen, gehört gleichberechtigt dazu; auch sie abstrahiert im Interesse der Erkenntnis vom Einzelfall, in dem sie ihn sprachlich prototypisiert.

Der Unterschied, ob ich primär auf kranke Menschen als mein Gegenüber oder distanzierter auf Krankheiten als etwas in ihnen vermutet Verborgenes fokussiere, mag gering wirken, aber er ist in der Praxis ein sehr großer, geradezu fundamentaler. Diese veränderte Haltung ist – das ist mir wichtig – nicht einfach aus Menschlichkeit oder einem (meist unscharfen) Bedürfnis nach Ganzheitlichkeit motiviert, sondern sie ist eine präzise, wissenschaftlich fundierte Herangehensweise, integriert biopsychosozial. Wenn diese im Effekt dann - gerade weil sie den Menschen als nicht nur krank wahrnimmt - auch menschlicher wirkt als andere Herangehensweisen, umso besser.

Schauen wir etwas genauer hin, was sich aus der veränderten Haltung ergibt. Dabei unterscheiden wir in typischer Weise zwischen Diagnose und Therapie – durchaus im Bewusstsein, dass der Übergang zwischen beiden Prozessen fließend ist.

5.1.1 Ein veränderter diagnostischer Umgang

Wenn es diagnostisch[25] um die Anwendung der genannten Perspektiven geht, sind Differenzierungen wichtig.

Begegnet uns ein Mensch mit akuten, bislang nicht bekannten Schmerzen, Anfällen, Schwindel, Kreislaufstörungen oder ähnlichen Beschwerden, hat die Suche nach behandelbaren Körperkrankheiten naturgemäß eine besonders hohe Priorität. Es gilt – je nach Kontext durchaus mit Dringlichkeit – abwendbar gefährliche Körperkrankheiten (ein Herzinfarkt? ein drohender Schlaganfall? etc.) auszuschließen und behandelbare organstrukturelle Krankheiten zu identifizieren. Die andere, prinzipiell gleichberechtigte Hinsicht auf das Erleben des Betreffenden und die Perspektive der Subjektivität insgesamt, tritt in dieser akuten Situation in der Priorität zurück. Natürlich lassen sich auch in der Akutsituation aus den Details der subjektiven Beschwerdeschilderung wertvolle Hinweise zur Diagnose der möglichen Körperkrankheit ableiten – hier dient das subjektive Erleben aber zum Erfassen der objektiven Krankheit. Natürlich wird eine gute Ärztin parallel zur diagnostischen Suche nach der körperlichen Ursache der akuten Beschwerden darüber hinaus auch auf andere Aspekte des subjektiven Erlebens des Betroffenen achten und darauf reagieren, z.B. beruhigend und erklärend bei starker Ängstigung; aber das ist unabhängig vom eigentlichen diagnostischen Prozess.

Ganz anders sieht es aus, wenn Beschwerden schon Monate und länger bestehen, also chronifiziert sind – das ist sowohl bei funktionellen Körperbeschwerden meistens der Fall wie auch bei vom Verlauf her typischerweise chronischen Krankheiten wie Diabetes, Rheuma, Parkinson oder auch den meisten Krebsformen. Hier wird, das hatten wir bei Schilderung des vorhersagenden Gehirns gesehen, das Ausmaß der Beschwerden grundsätzlich und prinzipiell gleichberechtigt von zwei Quellen her bestimmt: zum einen von Sinnesreizen, die über Schmerz- und andere Rezeptoren im Körper entstehen und zum Gehirn weiter-

25 Das Wort »Diagnose«, das aus der Vorsilbe »dia«, also »durch« in Verbindung mit »gnosis«, also »Erkenntnis, Urteil«, besteht, ist in gewisser Weise dem klassischen Konzept verhaftet. Es impliziert nämlich, dass es darum gehe, durch die Erscheinungen, hier: den über Beschwerden berichtenden Patienten, hindurch zum Eigentlichen, hier: der postulierten Krankheit, durchzudringen.

geleitet werden, zum anderen von den Voreinstellungen und Erwartungen, die meist stark aus Erfahrungen gespeist sind. Wenn ich Schmerzen bei Bewegung durch eine Gelenkentzündung hatte, erwarte ich (überwiegend unbewusst) Schmerzen bei Bewegung auch dann, wenn das Gelenk nicht mehr oder viel weniger entzündet ist.

Man kann sich das wie eine Ergänzungsreihe vorstellen: Am einen Ende des Spektrums, bei akuten Entzündungen, Durchblutungsstörungen, Verletzungen etc. bestimmen die dadurch verursachten sensorischen Reize ganz überwiegend die Beschwerdewahrnehmung; in der Mitte des Spektrums, bei chronischen körperlichen Krankheiten wie Diabetes, Parkinson und den anderen genannten Beispielen sind sowohl Sinnesreize aus dem Körper wie Voreinstellungen und Erwartungen prägend für die Beschwerdewahrnehmung; und am anderen Ende des Spektrums, bei den funktionellen Körperbeschwerden, prägen überwiegend die Voreinstellungen und Erwartungen die Beschwerden, während organstrukturelle Krankheiten, auf die entsprechende Sinnesreize zurückgehen, definitionsgemäß nicht nachweisbar sind. (Das heißt nicht, dass Sinnesreize aus dem Körper, also z.B. gereizte Schmerz- oder Schwindelsensoren, an diesem Ende des Spektrums gar keine Rolle spielen; solche Reize sind ja schon als »alltägliches Rauschen«, das auch für Körperbeschwerden als Teil von Gesundheit mitverantwortlich ist, ubiquitär. Nach abgeklungenen organischen Erkrankungen, z.B. nach einer entzündlichen Darmerkrankung oder einer Entzündung des Gleichgewichtsnervs, sind sie darüber hinaus häufig noch etwas intensiver anzunehmen).[26] Während sich das Bild einer solchen Ergänzungsreihe wie gesagt schon aus dem Konzept der Körperwahrnehmung mittels vorhersagendem Gehirn ergibt, erweitert sich die eine der beiden dort enthaltenen Komponenten mit dem oben umrissenen Konzept von Störungen des verkörperten Selbst, sie geht über Voreinstellungen und erfahrungsbasierte Erwartungen hinaus. Diese sind dann nämlich eingebettet zu sehen in die Veränderungen, die sich im

26 Das Bild der Ergänzungsreihe stammt, wie weiter oben erwähnt, aus dem Übersichtsartikel von B. Löwe et al. zu »Persistent physical symptoms« (Löwe et al. Lancet 2024). Dieser Begriff, zu deutsch »Anhaltende Körperbeschwerden«, ist ein Oberbegriff für alle anhaltend belastenden Körperbeschwerden, ob mit oder ohne nachweisbare organische Erkrankung als Teilerklärung der Beschwerden, also im Rahmen sowohl von organischen wie psychischen wie funktionellen.

Zuge des Erlebens belastender Körperbeschwerden auf den verschiedenen Ebenen des verkörperten Selbst ergeben, vom minimalen Selbst des Körperschemas bis zum narrativen Selbst des Selbstbilds.

Mit diesem Verständnis der Grundlagen der Beschwerdewahrnehmung ist klar, dass es zumindest bei allen länger bestehenden Körperbeschwerden zum diagnostischen Prozess selbst zwingend dazugehören sollte, beide Dimensionen zu erfassen: die der möglichen objektivierten Körperstörung, also organischen Schädigung, und die der subjektiven Bedeutungen, also der Voreinstellungen, Erwartungen und anderen Aspekte des verkörperten Selbst und ihrer Einflussfaktoren.

Bevor wir dazu kommen, was das konkret heißt, hier noch die Anmerkung, dass sich ein wesentliches Defizit der heute überwiegend praktizierten Medizin auch so beschreiben lässt, dass sie bei allen chronischen und auch bei manchen akuten, dann speziell funktionellen Körperbeschwerden diese zwingende Ergänzungsreihe zweier Dimensionen nicht vor Augen hat, sondern nur die eine Dimension möglicher objektivierbarer Körperstörungen. Die Suche danach gilt dann als einziger Weg zum Erfolg (sprich zur Beschwerdelinderung oder -heilung). Dass dies aber nach wiederholten unauffälligen oder zumindest unveränderten Befunden eine Sackgasse ist und die andere Dimension gänzlich unberücksichtigt bleibt, wird noch nicht einmal bewusst.

Wie geschieht nun, wenn man ein integriertes biopsychosoziales Modell zugrunde legt, das diagnostische Erfassen der beiden Dimensionen, und worauf bezieht es sich? Das Erlernen der Techniken zum Erfassen möglicher organpathologischer Krankheiten ist zentraler Gegenstand der ärztlichen Aus- und Weiterbildung. Es geht hier um die Haltung und Vorgehensweisen eines Untersuchers, der möglichst objektiv, aus der 3.-Person-Perspektive eines am Geschehen Unbeteiligten, die Spuren möglicher Krankheit bei der körperlichen Untersuchung und in den laborchemischen, bildgebenden und anderen technischen Untersuchungen aufsucht.[27] Für diese Herangehensweise ist es also

---

27 Michel Foucault hat in »Die Geburt der Klinik. Eine Archäologie des ärztlichen Blicks« (1973) die historischen Entstehungsbedingungen der anatomisch-pathologischen Vorgehensweise in der Medizin in der zweiten Hälfte des 18. Jahrhunderts facettenreich beschrieben. Er hat dabei besonders betont, welche Rolle der Tod im Kontext dieses anatomisch-pathologischen Blicks spielt.

wünschenswert, als untersuchende Person so wenig wie möglich in Erscheinung zu treten, weil dadurch das Ergebnis verfälscht, weniger objektiv werden könnte. Insofern ist die dort notwendige Haltung auch als ein »View from nowhere« (Nagel 2012) bezeichnet worden.

Die objektivierende Vorgehensweise beschränkt sich dabei nicht nur auf die Erfassung möglicher organpathologischer Körperbefunde, sie erstreckt sich auch auf Veränderungen im Erleben und Verhalten einer Patientin, eines Patienten. Im sogenannten psychopathologischen Befund werden diese nach differenzierten Schemata, die sich auf Denk- und Wahrnehmungsinhalte, auf Denk- und Sprechweisen, auf Affektlagen und Stimmungen und auf das Verhalten in der Untersuchungssituation beziehen, beschrieben – auch wieder mit dem Anspruch, dass der Untersucher, die Untersucherin in seiner/ihrer Subjektivität die Untersuchung und das Ergebnis möglichst nicht beeinflussen sollte.

Anders sieht die Vorgehensweise aus, wenn es um das Erfassen subjektiver Bedeutungen, der Voreinstellungen und Erwartungen, aber auch der Motive, Gründe, allgemeiner Intentionen geht, die das Erleben der Beschwerden, das Erleben und Verhalten des Selbst auch im Kontext seiner Beziehungen zu anderen prägt. Es geht also beispielsweise genauso um die Bedeutung, die ein Schmerz- oder Erschöpfungserleben für den Betreffenden vor dem Hintergrund seiner bisherigen Lebens- und Beschwerdeerfahrungen hat. Es geht um kurzfristige Erwartungen und Ängste, wie sich Beschwerden im Alltag, bei Aktivität oder unter psychischer Belastung entwickeln. Es geht ebenso um längerfristige, depressiv getönte Ängste zum Verlauf der Beschwerden insgesamt und den Erfolg oder Misserfolg der Behandlungen. Und es geht um die Hoffnungen, den Ärger und die Enttäuschungen über die Behandler:innen, die Angehörigen, über sich selbst. Es geht um Bedeutungen, die dem Betreffenden bewusst sind, aber es geht auch um solche, die ihm oder ihr nicht bewusst sind, die er oder sie dennoch zum Ausdruck bringt: in ängstlicher Mimik und Bewegung, in angespannter Körperhaltung oder auch im unerwarteten Ausbleiben emotionaler Reaktionen und im veränderten körperlichen Verhalten.

Im Zugang zu dieser Dimension ist der Untersucher in anderer Rolle als beim möglichst unbeteiligten Beobachten und Erklären aus der 3.-Person-Perspektive. Um die subjektive, die 1.-Person-Perspektive des

Betroffenen verstehen zu können, muss ich ihm sozusagen in der 2.-Person-Perspektive begegnen, als Person im Dialog, in Resonanz, als teilnehmender Beobachter also, nicht als unbeteiligter. Das liegt daran, dass im Verstehen mein eigenes Vorverständnis mit eingeht, mein Einfühlungsvermögen, aber eben auch meine emotionale und leibliche Resonanz. Eine ganz wichtige Voraussetzung ist, dass ich in meiner eigenen Haltung verinnerliche, dass ich dem Gegenüber tatsächlich als verkörpertes Selbst begegne, dass meine körperlichen Resonanzen und Reaktionen auch bedeutsam sind, meine im Gespräch eingenommene Körperhaltung, mein Körpererleben – das wird gleich noch etwas ausgeführt. Gültiges Verstehen des Gegenübers setzt immer voraus, dass ich meine eigenen Anteile am Verstehensprozess reflektieren kann, was entsprechende (Selbst-)Erfahrung braucht – und es zeigt sich darin, dass verschiedene Untersucher zu übereinstimmenden Schlüssen kommen, was die Bedeutungszusammenhänge beim Betreffenden angeht.

So weit, so gut – könnte man das also verkürzt so verstehen, dass es in der Herangehensweise auf Basis eines integrierteren, 3.- und 1.-Person-Perspektive kombinierenden biopsychosozialen Modells darum geht, die klassisch ärztlich-naturwissenschaftliche und klassisch psychotherapeutisch-hermeneutische Umgangsweise zu kombinieren? Ja und nein. Ja, weil beide Zugänge wichtig sind, um mögliche organische Körperstörungen der Patient:innen ebenso zu erfassen wie das subjektive Erleben in allen Facetten. Wie schon oft gesagt, findet eine solche »Simultandiagnostik« in der jetzigen Praxis meist nicht statt, stattdessen »hypertrophiert« der eine Zugang, der andere ist bestenfalls atrophisch vorhanden.

Die Antwort auf die Frage am Anfang des Absatzes ist aber auch nein, weil es in der Kombination der Zugänge um mehr geht, als gemeinhin damit in Verbindung gebracht wird. Das Erfassen von Bedeutung bezieht sich, wie schon ausgeführt, nicht nur auf »die Psyche«, das bewusste und auch das noch nicht bewusste Erleben und Handeln, sondern es bezieht sich auch auf den Körper. Denn dieser ist ja eben keine in sich absichtslose Maschine zur Ermöglichung psychischen Erlebens und Handelns, sondern wir sind insgesamt ein lebendiger

Organismus, der in lebensnotwendig konstantem Austausch mit seiner Umwelt Bedeutung schon dadurch lebt, dass es ihm ganz basal um Überleben und um Anpassung an Umweltbedingungen geht, um ein »Hin« zu förderlichen und ein »Weg« von schädlichen Kontexten. Diese basalen Werte differenzieren sich dann im komplexen Organismus Mensch mit Spracherwerb, menschlicher Kommunikation, mit Bewusstsein und Phantasietätigkeit beliebig aus. Es würde zu weit führen, diese Perspektive, in der Biologie als eine Lebenswissenschaft fundamental und damit auch unabhängig von »unlebendigen« Naturwissenschaften wie Physik und Chemie ist, hier auszubreiten.[28] Was sich daraus aber für uns unmittelbar ergibt, ist eine Tatsache, die schon in der Diskussion des »verkörperten Selbst« auftauchte. Es ist nämlich nicht nur möglich, sondern auch notwendig, den Körper in seiner Bedeutungsdimension im diagnostischen Prozess systematisch mitzuberücksichtigen – wir werden gleich sehen, was das konkret heißt. Wichtig ist, dass es dabei nicht vorwiegend darum geht, wie sich »die Psyche im Körper ausdrückt«. Es gibt natürlich z.B. Gesichtsausdrücke und Gesten, die recht genau auf psychische Inhalte, auf Gedanken, Handlungsimpulse und bewusste Gefühle verweisen. Es gibt aber viele, oft basalere und damit auch nicht bewusste und zum Teil noch nicht mal bewusstseinsfähige Körperbedeutungen, für die diese Art von »Übersetzung ins Psychische« wenig plausibel ist. Für diese ist es viel zielführender, sie diagnostisch als eigenständige körperliche Bedeutungen zu registrieren und die Frage, ob sich für den Untersucher oder ggf. auch den Betroffenen plausible Bezüge zu psychischem Erleben ergeben, als eine offene und ggf. später im Prozess zu beantwortende mitzunehmen.

Worauf kann eine Untersucherin also achten, wenn sie sich ein Bild von Körperbedeutungen eines Patienten verschaffen will? Sechs Aspekte lassen sich vorschlagsweise und ohne Anspruch auf Vollständigkeit unterscheiden (vgl. Hausteiner-Wiehle & Henningsen 2022a, b):

---

28 Interessierte Leser und Leserinnen finden im schon zitierten Buch von Hans Jonas (1977) sowie in dem sehr lesenswerten Buch »Mind in Life« von Evan Thompson (2007) und in Henningsen (2021) hierzu mehr.

- Körpererleben jenseits der bereits berichteten Körperbeschwerden: Wie vital oder matt, wie verlässlich oder unzuverlässig, wie stark oder schwach, wie alt oder jung erlebt er ihn?
- Körpergeschichten: Welche Sprachbilder nutzt der Patient, um über seine Erfahrungen mit Körperbeschwerden, mit seinem Körper, aber auch mit dem Gesundheitswesen im Umgang damit zu sprechen?
- Körpersprache: Was drückt sich aus in Mimik, Gestik, Haltung, im Gangstil etc?[29]
- Körperbezogenes Handeln: Wie geht jemand mit seinem Körper um in Kleidung und Pflege, im Essverhalten und Substanzgebrauch, in riskantem und vorsichtigem Verhalten z.B. im Sport etc.? Hier ist aber auch das Verhalten mit einzelnen Körperteilen relevant, das auf ein verändertes subjektives Zugehörigkeitserleben z.B. eines Arms oder Beins hinweisen kann.
- Körperspuren: Nicht nur körperliche Krankheiten geben Zeichen und hinterlassen Spuren am Körper, auch Körperbedeutungen tun das – Narben, Piercings, Tattoos, Zahnstatus sind Beispiele dafür.
- Der letzte Aspekt findet sich in der teilnehmenden Untersucherin selbst: Wie reagiert sie nicht nur emotional und gedanklich, sondern auch körperlich auf den Patienten, mit Anspannung, vielleicht sogar Schmerz, oder mit einer für sie untypischen Körperhaltung oder anderen Körperbedeutungen?

Im Umgang mit Patientinnen und Patienten mit vermutet funktionellen Körperbeschwerden liegen meist schon ausführliche Abklärungen auf mögliche organische Krankheitsursachen hin vor, deren Ergebnisse entweder ganz unauffällig oder mindestens uneindeutig und therapeutisch nicht zielführend waren. Insofern ist die Perspektive des unbeteiligten Untersuchers aus der 3.-Person-Perspektive schon ausführ-

29 Es gibt Psychotherapeut:innen in der Tradition des Psychoanalytikers Wilhelm Reich (1897–1957), die diesen Aspekt der Körpersprache als besonders wichtig erachten. Fallbesprechungen, bei denen ein Psychotherapeut seinen Kollegen nicht verbal über einen Patienten berichtet, sondern ohne zu sprechen seine Körpersprache nachbildet, erweisen sich dieser Tradition gemäß auch als besonders fruchtbar für ein Verständnis des Patienten (Sletvold 2012). Auch Körperpsychotherapeut:innen wie z. B. in der Konzentrativen Bewegungstherapie nutzen diesen Zugang systematisch.

lich genutzt worden und in der aktuellen Untersuchung kann das Erfassen der 1.-Person-Perspektive in Form von psychischem Erleben und Verhalten und von Körperbedeutungen für eine Untersucherin im Vordergrund stehen. Trotzdem wird die Untersucherin immer herausgefordert sein, auch die andere Perspektive nicht aus dem Blick zu verlieren, denn immerhin ist es möglich und kommt selten auch vor, dass relevante organische Ursachenanteile in früheren Untersuchungen übersehen oder gar nicht erst erwogen worden sind. Je sicherer und erfahrener eine Untersucherin auch in Fragen möglicher organischer Ursachen ist bzw. je besser ihre Kooperation mit entsprechenden Spezialist:innen, desto sicherer kann sie sich auch festlegen, dass die weitere organische Ursachenabklärung z.B. über erneute Computertomographien oder Laboruntersuchungen unnötig oder sogar kontraproduktiv ist – weil sie den Patienten nur umso mehr auf die Idee fixiert, dass es eine organische Ursache seiner belastenden Schmerzen, Übelkeit, Schwindels o.Ä. geben muss. Andersherum gibt es in der Praxis häufig eine unheilvolle Koalition aus somatisch unsicheren Ärzt:innen und Psychotherapeut:innen und krankheitsängstlichen Patient:innen – beide zusammen veranlassen dann vermehrt und häufig auch schlicht redundant organische Ursachenabklärungen (z.B. ein drittes Kernspintomogramm bei unveränderten Beschwerden innerhalb weniger Monate).

Eine wichtige Dimension des doppelperspektivischen diagnostischen Umgangs ist die historische: Der jetzt vor der Untersucherin sitzende Patient bringt seine Geschichte mit, sowohl in Form der objektivierbaren Fakten zur medizinischen Anamnese (Vorerkrankungen, Operationen etc.) als auch in Form der sogenannten biographischen Anamnese, also der Mischung aus subjektiven Bedeutungszuschreibungen und objektivierbaren Fakten, die die bisherige Lebensgeschichte geprägt haben und die psychische wie, siehe oben, auch körperliche Spuren hinterlassen.

Im diagnostischen Umgang sammelt der Untersucher aber insgesamt nicht nur Zeichen früherer oder möglicher aktueller organpathologischer Erkrankungen (3.-Person-Perspektive) und es entstehen bei ihm nicht nur Eindrücke von den verschiedenen Facetten eines möglicherweise veränderten verkörperten Selbst des Patienten (1.-2.-Person-Perspektive), es findet auch ständig verbale und nonverbale Kommunikation zwischen den beiden statt. Diese entfaltet, wenn es gut läuft, schon in der diagnostischen Phase therapeutische Wirkung. So ist das aktive Zuhören der Untersucherin viel mehr, als auf das Ende des Berichts des Gegenübers zu warten. Es signalisiert, auch nonverbal, in zwischenleiblicher Resonanz sozusagen, die Bereitschaft, sich einzulassen auf das subjektive Erleben und die Sicht der Betroffenen. So vermittelt sich auch das Ernstnehmen von Beschwerden, selbst wenn der Betreffende »eigentlich nichts hat« im Sinne nachweisbarer organischer Erkrankungen. Schon dies wirkt entlastend – erst recht, wenn es kombiniert wird mit kleinen Äußerungen wie »Ich kann mir vorstellen, dass das belastend für Sie war«. (Leider ist derart gelingende Kommunikation nicht die Regel, wenn es um die Abklärung unklarer Körperbeschwerden geht. Viel häufiger sind eingestreute Bemerkungen, die entweder deutlich machen, dass der Untersucher Körperbeschwerden ohne nachweisbare organische Grundkrankheit nicht ernst nimmt – »Freuen Sie sich, Sie haben nichts« – oder die Ängste ungerechtfertigt schüren – »Kann natürlich sein, dass es auch Multiple Sklerose ist« bei Besprechung eines eigentlich unauffälligen Kernspinbefunds.)

Neben der Unterscheidung zwischen akuten und bereits chronischen, also über mehrere Monate bestehenden Körperbeschwerden, die wir vorhin diskutiert haben, ist im Hinblick auf den diagnostischen Umgang auch die Differenzierung danach wichtig, wer die Diagnostik durchführt. Hausärzt:innen (einschließlich hausärztlich tätiger Internist:innen und Gynäkolog:innen) sind meist die erste Adresse für Betroffene, und sie haben eine ganz besondere Chance im diagnostischen Umgang mit Menschen, deren Schmerzen, Schwindel oder andere Beschwerden sich am Ende der Diagnostik als funktionell erweisen. Die Chance liegt darin, dass sie wie kaum eine andere Gruppe von Behandler:innen im Gesundheitssystem sehr selbstverständlich die Doppelperspektive auf mögliche organpathologische Hintergründe der Beschwerden einerseits und auf die subjektiven Erlebens- und Bedeutungsdimensionen, die für den Betreffenden mit den Beschwerden einhergehen, in ihrer diagnostischen Praxis umsetzen können. Die Patient:innen wissen es meist zu schätzen, wenn sich der Hausarzt ein umfassendes Bild macht. Dagegen erwarten sie beim somatischen Facharzt eine sorgfältige Abklärung des jeweiligen Organs. Fragen nach dem Erleben und Aufmerksamkeit für Bedeutungsdimensionen der Beschwerden erwarten sie dort eher nicht, sie finden in aller Regel dort auch nicht statt. Auch beim Gang zur Psychotherapeutin ist die Erwartung eher einseitig: Sie wird sich auf Erleben und Bedeutungsdimensionen konzentrieren (wenn auch meist nicht auf die körperlichen Aspekte dabei), die organpathologischen Befunde entnimmt sie bestenfalls einem mitgebrachten Arztbrief.

Leider sehen sich nicht alle Hausärzt:innen als Vertreter des doppelperspektivischen Vorgehens, entsprechend ihrer einseitigen Ausbildung konzentrieren sich viele nur auf die somatische Diagnostik in 3.-Person-Perspektive. Wenn sie nach langer Diagnostik und vielleicht auch vergeblichen Therapieversuchen »auf der somatischen Schiene« dann doch irgendwann umschalten nach dem Motto »Wir haben organisch partout nichts gefunden, das Ihre Beschwerden erklären könnte, darum lassen Sie uns mal über Ihr (Er-)Leben sprechen« – dann ist der gleiche Patient, der sich anfangs noch über das breit angelegte doppelperspektivische Vorgehen gefreut hätte, erwartbar wenig bereit, sich auf diesen späten Perspektivenwechsel einzulassen. Das liegt daran, dass er diesen späten Wechsel von der einen zur anderen Einseitigkeit sehr wahrscheinlich als ein »Abgeschoben-Werden in die Psycho-Ecke« erlebt: Der Arzt hält mich jetzt für einen, der psychische Probleme hat, vielleicht sogar: der sich die Beschwerden einbildet.

Dabei wäre es ja einfach, müsste sich eine Hausärztin, die das weiter oben skizzierte moderne Modell zur Wahrnehmung von Körperbeschwerden im Kopf hat, erst mal gar nicht festlegen, ob die geklagten Körperbeschwerden funktioneller Natur sind oder nicht (der erlebte Druck zur irreführenden Entweder-Oder-Entscheidung »organisch erklärt oder funktionell« verstärkt ja die Tendenz zur somatischen Abklärung bis in die letzte unwahrscheinlichste Differentialdiagnose). Entscheidend wäre, dass bei allen schon länger bestehenden Körperbeschwerden regelhaft und gleichgewichtig beide Perspektiven und Haltungen eingenommen werden. Denn ganz unabhängig davon, ob sich auf organischer Ebene therapie- oder prognoserelevante Befunde ergeben, wird die Erlebens- und Bedeutungsdimension von Relevanz sein für die Ausprägung der Beschwerden und den damit verbundenen Leidensdruck und die Funktionseinschränkungen. Im Grunde ist bei erheblichen Gemeinsamkeiten auf der Ebene der Veränderungen oder Störungen des verkörperten Selbst der Unterschied von anhaltenden funktionellen zu organisch mitverursachten Körperbeschwerden nur der, dass sich im ersteren Fall auf organischer Ebene typischerweise keine zusätzlichen therapierelevanten Befunde ergeben, im zweiten Fall meist schon: die Parkinson-Erkrankung, die mit L-Dopa behandelt wird; der Tumor, der mit einer Antikörper-Erhaltungstherapie in Schach gehalten wird; die chronische Entzündung, die mit Immunsuppression gedämpft wird. Hinzu kommen dort, wie beim Patienten mit langanhaltenden funktionellen Schmerzen, Schwindel und Erschöpfung, die Veränderungen im Selbstbild (z. B. als schwach, ausgeliefert, hilflos, gekränkt, enttäuscht), im Zugehörigkeitserleben der nicht mehr normal funktionierenden Extremitäten, im Körperschema und in den Beziehungen zu Angehörigen und anderen, der mehr oder weniger ausgeprägte Leidensdruck.

Natürlich wäre es gut, wenn auch somatische Fachärzt:innen einerseits, Psychotherapeut:innen andererseits die doppelperspektivische Vorgehensweise als die prinzipiell zutreffende auch in ihrer eigenen Praxis ansähen, selbst wenn sie sich zunächst einmal auf die eine oder andere Perspektive konzentrieren. Das würde es somatischen Fachärzt:innen erleichtern, rechtzeitig und nicht gar nicht oder nur als letzten Strohhalm nach dem Erleben der Betroffenen und der Bedeutung der Beschwerden im Lebenszusammenhang zu fragen; und Psychotherapeut:innen würden sich weniger scheuen, sich um das körperliche Erleben, aber auch um die körperlichen Befunde und zusätzlich nötige somatische Abklärungen bei ihren Patient:innen zu kümmern.

Wir hatten schon gesehen, dass die Art des diagnostischen Umgangs selbst, insbesondere die damit verbundene Kommunikation, therapeutische – aber manchmal auch schädliche – Wirkung entfalten kann. Das gilt erst recht, wenn als vorläufiges Ergebnis der doppelperspektivischen Diagnostik auf organpathologischer Ebene kein therapierelevanter Befund zu erheben war, die Patientin oder der Patient aber erheblich unter seinen körperlichen Beschwerden leidet, im Alltag eingeschränkt ist und ihr/sein Selbsterleben vom bewussten Selbstbild (z. B. als schwach, gekränkt, ängstlich) bis zum Zugehörigkeitserleben schmerzbetroffener Extremitäten oder dem Realitätserleben im Schwindel verändert ist.

Was Betroffene hier brauchen, ist eine positive Beschreibung und Erklärung dessen, was sie haben, nicht eine negative wie das erwähnte »Freuen Sie sich, Sie haben nichts (Organisches)«. In bestimmten Fällen kann den Betroffenen am körperlichen Befund selbst gezeigt werden, dass die Beschwerden mit Bedeutungszuschreibung, auch mit Aufmerksamkeitslenkung zusammenhängen und nicht mit organpathologischer Schädigung – sozusagen positiv, nicht negativ als Ausschlussdiagnose. Das gilt bei funktionellen neurologischen Beschwerden wie funktionellen Lähmungen, Gangstörungen oder einem Tremor: In der körperlichen Untersuchung kann der Betreffende das in seiner Streckkraft zunächst gelähmt erscheinende Bein bei Ablenkung durch andere Aufgaben plötzlich wieder kräftig strecken, das Zittern oder der Tremor verändern sich unter Aufmerksamkeitslenkung etc. Früher wurden solche »Tricks« eher zur »Entlarvung« der nur scheinbar an einer ernsten neurologischen Erkrankung leidenden Patient:innen verwendet und die Patient:innen wurden bestenfalls mit dem obigen »Freuen Sie sich …« allein gelassen, der Neurologe fühlte sich ab sofort nicht mehr zuständig.

Heute setzt sich bei Neurolog:innen langsam eine andere Haltung durch. Sie demonstrieren den Befund der je nach Kontext unterschiedlichen Kraft oder des unterschiedlichen Zitterns, um den Patient:innen damit zu erklären, dass das Problem nicht auf einen Schaden der zentralen oder peripheren Nervenleitungen zurückgehen kann, sondern dass hier Funktionen wie die Handlungskontrolle verändert sind und dass es darauf ankommt, diese Steuerungsfunktion wieder zu trainieren. Ein Beispiel für dieses Vorgehen ist der sogenannte Hoover-Test: Menschen, die über eine Beinschwäche klagen, ohne dass eine Schädigung von Nerven nachweisbar wäre, werden aufgefordert, ihr Bein im Liegen auf die Unterlage zu drücken – das gelingt erwartungsgemäß nur sehr schwach. Wenn man sie dann auffordert, das andere Bein gegen Widerstand hochzuheben, wird das Bein, das dem Betreffenden eigentlich als schwach erscheint, reflexartig stark auf die Unterlage gepresst, es ist bei Ablenkung also gar nicht schwach. Dies wird dem Menschen dann entsprechend demonstriert und es wird ihm/ihr erklärt, dass dies ein wichtiges Zeichen dafür ist, dass die Nerven zum Bein selbst nicht geschädigt sind.

Bei anderen Beschwerdeformen ist es nicht so leicht wie bei Lähmungen, Tremor oder Gangstörungen, den funktionellen Hintergrund zu demonstrieren. Zum Teil gibt es experimentelle Verfahren dafür, wie beim funktionellen Schwindel, bei dem man zeigen kann, dass die Blickstabilisierung der Betroffenen trotz fehlender Schädigung des Gleichgewichtsorgans und der zugehörigen Nerven verändert ist; zum Teil kann eine Analyse der sprachlichen Beschreibungen, die ein Patient für seine Anfälle oder auch seine Schmerzen verwendet, dabei helfen, den funktionellen Charakter der Anfälle oder Schmerzen herauszuarbeiten. Diese und andere etwas aufwändigere Verfahren sind nicht in gleicher Weise geeignet, dem einzelnen Betroffenen den funktionellen Charakter seiner Beschwerden zu demonstrieren. Trotzdem bleibt das daraus sich ableitende Prinzip in allen Fällen und bei allen Formen von funktionellen Körperbeschwerden ausgesprochen relevant: Nutze die Zeichen, die für einen funktionellen Charakter der Beschwerden sprechen, als Erklärung im Patientengespräch – damit wird den Betreffenden etwas »positiv« an die Hand gegeben und ihnen implizit vermittelt, dass diese Form von Beschwerden genauso legitim sind wie andere, wesentlich durch Schlaganfall, Tumor oder Entzündung verursachte.

Aber auch unabhängig vom Vorliegen von »Positivzeichen« für den funktionellen Charakter der Beschwerden wie im Hoover-Test lässt sich mit den Patient:innen daran arbeiten, ihren Beschwerden, ihrer Erkrankung insgesamt über eine für sie fassbare Erklärung einen Sinn zu geben. Eine solche Erklärung kann sich auf die bekannte Unterscheidung von Hardware und Software beziehen (»Die Hardware ist intakt, die Störung liegt auf Ebene der Software«); sie kann auch mit Bildern wie einem Autopiloten arbeiten, der z.B. die Darmprozesse steuert, dessen Aktivität sich aber verselbstständigt hat; oder sie bezieht sich auf eine Aktivierung des Kampf-/Fluchtsystems im Körper als Folge einer vielleicht nur unterschwellig wahrgenommenen Bedrohung.

Hier wird dann Diagnostik endgültig im fließenden Übergang bereits zur basalen Therapie.[30]

In diesem fließenden Übergang kommt es nun sehr darauf an, wer sich nach der Feststellung und Erläuterung eines funktionellen Hintergrunds der Beschwerden auf Behandlerseite weiter für den Patienten zuständig fühlt. Zur »alten« Haltung von somatischen Fachärzt:innen, aber auch von vielen Hausärzt:innen, gehörte und gehört vielfach bis heute die Einstellung: »Wenn der Schmerz, die Lähmung, der Schwindel oder die Herzbeschwerden funktioneller Natur sind, kann ich nichts mehr für Sie tun, dann überweise ich Sie zur Psychologin, Psychotherapeutin oder zum Psychiater, der oder die können Ihnen weiterhelfen.«

Nach allem, was hier bisher besprochen wurde, dürfte klar sein, dass diese Einstellung weder sachlich angemessen noch kommunikativ hilfreich ist: Erstens ist es im Sinne eines biopsychosozialen Ansatzes in vielen Fällen gerechtfertigt oder sogar notwendig, wenn die ärztlichen Kollegen und Kolleginnen, die sich primär für die organische Seite von Beschwerden zuständig fühlen, weiter im Behandlungs-Boot bleiben – auch dann, wenn die Beschwerden funktioneller Natur sind. Je nach Situation kann es dabei um die angemessene Medikation zur Beschwerdelinderung (Analgetika, stuhlregulierende Mittel, Herzfunktion dämpfende Betablocker etc.) und/oder das sogenannte watchful waiting gehen, also das Offenhalten für die Möglichkeit, dass sich im Verlauf auf organischer Ebene noch therapierelevante Symptome oder Befunde ergeben, oder um die kompetente Anleitung zu langsam wieder gesteigerter Aktivität. Und zweitens ist es natürlich eine schwierige »message« an die Patientin, wenn plötzlich ausschließlich ein »Psycho-Experte« zuständig sein soll für die weitere Behandlung – das impliziert ja, wie weiter oben schon beschrieben, dass der Überweisende das körperliche Problem der Patientin als primär psychisch bedingt ansieht. Ein Hinzuziehen eines Psychotherapeuten zu einer weiter vom

---

30 Sanders et al. (2024) betonen diesen therapeutischen Charakter sinngebender Erklärungen für funktionelle Körperbeschwerden, indem sie davon sprechen, dass diese nach der »biographischen Störung« (biographical disruption) durch die Erkrankung eine regelrechte »biographische Reparatur« (biographical repair) ermöglichen. In einer aktuellen Studie konnten die Autoren die therapeutische Wirksamkeit einer von trainierten Hausärzt:innen durchgeführten Kombination solcher Erklärungen mit der Planung vermehrter Aktivitäten nachweisen (Burton et al. 2024).

überweisenden Haus- oder Facharzt aufrechterhaltenen Behandlung ist dagegen viel leichter akzeptabel, sie ist ja auch in den Fällen schwererer organischer Erkrankungen, wie z. B. Krebs, heutzutage verbreitet als Unterstützung bei der Krankheitsbewältigung. Wenn dann die Überweisung zum »Psycho« noch explizit verbunden wird mit der Bitte, im Nachgang zu berichten, wie das dortige erste Gespräch erlebt wurde, ist die Wahrscheinlichkeit auch bei »psycho-skeptischen« Patient:innen groß, dass die Überweisung tatsächlich zustande kommt – für die Weg-Überweisungen nach dem Motto »Gehen Sie mal dorthin, ich kann nichts mehr für Sie tun« gilt dagegen, dass sie nur in geringer Zahl realisiert werden.

5.1.2 Ein veränderter therapeutischer Umgang

Schon für den diagnostischen Umgang hatten wir ja von möglicher therapeutischer Wirkung gesprochen. Dafür war es von zentraler Bedeutung, die Patientin »abzuholen«, das heißt sich auf ihre Sicht einzustellen, sich gewissermaßen neben sie zu stellen, statt zu konfrontieren mit einer ganz anderen Sicht auf das Problem. Das fing wie beschrieben an mit dem Wissen um Häufigkeit und Schweregradspektrum funktioneller Körperbeschwerden und der Haltung eines Ernstnehmens, setzte sich um in aktivem Zuhören, ging weiter mit dem Rückmelden von Verständnis für das Belastungserleben durch Beschwerden und durch die Unklarheit ihrer Ursachen und reichte im diagnostischen Umgang bis zur positiven Erklärung der biopsychosozialen Wechselwirkungen, die den funktionellen Beschwerden zugrunde liegen. Was hier im günstigen Fall erreicht wird, ist die für den Betroffenen neue Erfahrung, dass die Beschwerden, auch wenn keine körperliche Grunderkrankung nachweisbar ist, legitim sind, nicht einfach eingebildet, legitimer Grund auch für ein Nicht-mehr-so-Können im Alltag – das hilft schon mal ein Stück weit, das kann den Beschwerdedruck und den Drang zu immer neuen somatischen Abklärungen reduzieren.

Wenn es jetzt therapeutisch weitergehen soll, gelten die genannten Prinzipien im fließenden Übergang zunächst einmal genauso. Worum aber geht es dann? Hier kommt es darauf an, sich klarzumachen, welche Therapieziele im Umgang mit Patienten und Patientinnen mit funktionellen Körperbeschwerden wichtig sind.

Aus Sicht der Betroffenen geht es selbstverständlich an erster Stelle um Linderung oder besser noch Beseitigung der Schmerzen, der Erschöpfung, des Schwindels. Typischerweise sind die diesbezüglichen Erwartungen ganz unrealistisch hoch: Obwohl die Beschwerden schon seit vielen Monaten oder Jahren bestehen und obwohl bisherige Therapieversuche nichts gebracht haben, soll die jetzige Behandlung in wenigen Wochen eine weitgehende Linderung oder sogar Heilung erreichen – wobei es erst mal gleichgültig ist, ob es gegenwärtig eine Behandlung beim Orthopäden oder beim Psychotherapeuten ist. Es ist wichtig, als Behandler hier realistische Therapieziele ins Gespräch zu bringen. »Nachdem sich Ihre Beschwerden in den letzten Monaten ständig verstärkt und Ihre Lebensqualität verschlechtert haben, wäre es schon ein Erfolg, wenn es gelingt, in den nächsten Wochen den Negativtrend umzukehren und zu einer leichten Verbesserung der Lebensqualität trotz erst mal gleichbleibender Beschwerden zu kommen.« Typischerweise bessert sich die gesundheitsbezogene Lebensqualität und damit auch die Alltags-Funktionalität rascher als die Symptome selbst. Diese Aussage ist natürlich für die Betroffenen erst mal enttäuschend. Aber wenn es gelingt, gemeinsam »durch die Enttäuschung hindurchzukommen« und therapeutisch dranzubleiben, wird die »therapeutische Arbeitsbeziehung« viel stabiler, als wenn auf große Hoffnungen, die vom Behandler vielleicht sogar genährt wurden, zwangsläufig später die große Enttäuschung folgt.

Auch aus Behandlersicht wird das therapeutische Ziel »Symptomlinderung« der Patienten und Patientinnen natürlich zunächst einmal übernommen. Es ist allerdings wichtig, dass dieses naheliegende Ziel vor dem Hintergrund des in früheren Abschnitten entwickelten erweiterten Verständnisses des Störungsbilds als »Störung des verkörperten Selbst« im richtigen Kontext gesehen wird. Der Königsweg zur Symptomlinderung und Besserung der Lebensqualität führt demnach nicht über eine medikamentöse oder andere dem Betroffenen passiv übergestülpte Symptomlinderung, sondern über eine Verbesserung der Agency (für diesen Anglizismus gibt es keine gute deutsche Entsprechung). Damit ist,

in komplizierterer Umschreibung, die Handlungsfähigkeit oder das Handlungsursprungserleben gemeint; zunächst in dem weiter oben schon angesprochenen basalen Sinn, sich als Ursprung seiner Handlungen im Tun zu erleben. Gemeint ist aber auch in einem höherstufigen, bewusst reflektierten Sinn das Gefühl, selbst etwas bewirken und verändern zu können. Dieser bewusst reflektierte Teil von Agency wird auch »Selbstwirksamkeit« genannt. Eine über eine Verbesserung von Agency und Selbstwirksamkeit erreichte Symptomlinderung ist nachhaltiger als eine passiv, z. B. über Medikamente erreichte, die erst mal nichts Wesentliches an der für viele Betroffene typischen Selbstwahrnehmung ändert, gewissermaßen hilflos für jede Verbesserung auf andere (die mächtigen Behandler) angewiesen zu sein.

Wie lässt sich nun eine Verbesserung der Agency erreichen? Hier ist es im ersten Schritt hilfreich, mit der Patientin mögliche körperliche, psychische oder soziale Einflussfaktoren auf die Beschwerdeausprägung zu identifizieren (was macht schlimmer? was macht besser?). Das kann auch mit zeitweiser Unterstützung eines sogenannten Symptom-Kontext-Tagebuchs geschehen, in dem die Patientin für einzelne Tageszeiten die Ausprägung der Beschwerden ebenso notiert wie die Situation, in der sie zu der Zeit war, und die Gedanken und Gefühle, die sie zu der Zeit beschäftigten. Bei stabiler werdender therapeutischer Arbeitsbeziehung zwischen Patientin und Behandlerin werden die diesbezüglichen Einflussfaktoren unweigerlich deutlicher: »Während die Herzschmerzen anfangs immer aus heiterem Himmel zu kommen schienen, wurde später nach und nach deutlich, dass sie meist auf eine kritische Auseinandersetzung bzw. einen Streit mit dem Partner folgten.« Beim Erfragen der Einflussfaktoren empfiehlt sich eine sehr offene Haltung des Behandlers, wenn vom Patienten z. B. das Wetter, Handystrahlung oder verschiedene Nahrungsunverträglichkeiten ins Feld geführt werden, also Faktoren, deren Einfluss aus Behandlersicht eher nicht gegeben ist. Es geht an diesem Punkt aber nicht um wissenschaftlich gesicherte objektive Zusammenhänge, sondern um subjektive Bedeutungszuschreibungen, und als solche sind sie ernst zu nehmen.

Sind – häufig entgegen dem anfänglichen Eindruck, dass Schmerzen, Schwindel und Erschöpfung immer gleich stark seien – Verbesserungen oder Verschlechterungen im Befinden und damit auch Einflussfaktoren unterschiedlicher Art identifiziert, ist zu klären, inwieweit sie auch »Schräubchen« sind, an denen der Patient selbst in einer Richtung drehen kann, die zu Verbesserungen in seinem Befinden beiträgt. Hier öffnet sich ein weites Feld, sowohl was die möglichen »Schräubchen« angeht, als auch was die Aushandlung angeht, inwieweit diese für den Betroffenen »drehbar« sind. Typische »Schräubchen« können Fragen des Lebensstils betreffen – weniger essen oder trinken von bestimmten Dingen, sich mehr bewegen, mehr schlafen o. Ä. Das ist meist auch eine Frage des Umgangs mit dem eigenen Körper – lerne ich, körperliche Signale darüber, was guttut und was schadet, wahrzunehmen? Es geht aber sehr oft auch um Aspekte, die das eigene Verhalten gegenüber anderen Menschen betreffen, wie »stärker Grenzen setzen gegenüber Ansprüchen anderer«, es mit anderen Worten auszuhalten, nein zu sagen ohne schlechtes Gewissen. Je intensiver die Suche nach »Schräubchen« läuft, desto häufiger werden auch Belastungen in spezifischen Beziehungen zum Thema, die sich auf die Intensität des Beschwerdeerlebens auswirken, Belastungen mit Partnern und Partnerinnen, am Arbeitsplatz oder im Familien- und Freundeskreis. Sind diese Zusammenhänge identifiziert, stellt sich die für den Betreffenden zentrale Frage, inwieweit er oder sie glaubt, dieses Schräubchen beeinflussen zu können. Das Spektrum möglicher Umgangsweisen mit dieser Frage ist wiederum breit – die eine wird einfach eine Veränderung ausprobieren und schauen, wie sie sich auf Schmerzen, Schwindel und Erschöpfung auswirkt, der andere wird von dem Gefühl durchdrungen sein, am Lebensstil, am Verhalten gegenüber anderen, an belastend erlebten spezifischen Beziehungen nichts ändern zu können oder vielleicht auch zu wollen. In diesem Fall wird es therapeutisch wichtig sein, gemeinsam zu klären, woran dieses Gefühl fehlender Selbstwirksamkeit liegt und welche Strategie helfen kann, hier den eigenen Erwartungen widersprechende neue Erfahrungen gelingender Selbstwirksamkeit zu machen.

Natürlich stellt sich auch die Frage, wer das eigentlich mit den Patienten erarbeiten soll, dieses Erklären, Entdecken von Einflussfaktoren, Klären von Hindernissen auf dem Weg zu besserer Agency und Selbstwirksamkeit. Es geht hier in weiten Teilen weder um klassisches ärztlich-somatisches Handeln noch um klassische Psychotherapie, sondern um kommunikatives Handeln »dazwischen«. Es gibt Ärzte und Ärztinnen für Allgemeinmedizin, für Neurologie oder in anderen somatischen Disziplinen, die ihre kommunikative Kompetenz im fließenden Übergang vom diagnostischen Umgang ausgehend in den therapeutischen Bereich hinein ausdehnen und anwenden. Studien zeigen, dass das, wenn es strukturiert und mit gewissem Zeitaufwand geschieht, sehr erfolgreich zur Reduktion von Beschwerden, zur Steigerung von Lebensqualität und Selbstwirksamkeit und zur Abnahme von Arbeitsunfähigkeitszeiten führen kann (Abrahamsen et al. 2023). Auch für Psychotherapeut:innen gibt es sogenannte störungsorientierte Manual-Beschreibungen, anhand derer sie einen ersten Kontakt zu Betroffenen mit belastenden Körperbeschwerden aufbauen und Einflussfaktoren auf die Beschwerden und damit Ansatzpunkte gesteigerter Selbstwirksamkeit identifizieren können (z.B. das sogenannte PISO-Manual, Arbeitskreis PISO 2012). Solche strukturierten Gespräche können dann an den Punkten, an denen es um die oftmals nicht bewussten Hintergründe für geringes Selbstwirksamkeitserleben und die Schwierigkeiten bei seiner Überwindung geht, gewissermaßen fließend in Gespräche übergehen, die im engeren Sinne als psychotherapeutisch anzusehen sind. Aber: beide »Ausdehnungen« des kommunikativen Umgangs, von ärztlich-somatischer wie von psychotherapeutischer Seite aus, sind Ausnahmen, sind meist besonderen Umständen wie z.B. Forschungsstudien geschuldet. In der breiten Versorgung klafft hier eine schmerzliche Lücke, für die sich eigentlich kein »Anbieter im Gesundheitswesen« so richtig zuständig fühlt.

Mit der Arbeit an gesteigerter Selbstwirksamkeit ist es therapeutisch in vielen, aber natürlich keineswegs in allen Fällen getan. Je nach persönlichem Hintergrund kann es beispielsweise auf psychologischer, auf sozialer oder auf körperlicher Ebene noch eine ganze Reihe von »Baustellen« geben, die therapeutisch anzugehen sind. Das kann die Bearbeitung der traumatischen Kindheitserfahrungen sein, deren Folgen dazu beigetragen haben, dass in einer bestimmten Belastungssituation nicht nur intrusive Erinnerungen an das Trauma, sondern auch Körperbeschwerden verstärkt aufgetreten sind; es kann um beeinträchtigte Fähigkeiten zur Gefühlsregulation gehen oder zur sogenannten Mentalisierung, also der Fähigkeit, sich die Motive hinter den Handlungen Anderer klarzumachen; im Sozialen kann die Klärung von Alternativen zu einer chronisch überfordernden Arbeit in wenig wertschätzender Umgebung anstehen oder körperlich die krankengymnastische Bearbeitung des deutlichen Muskelschwunds, der durch die jahrelange Vermeidung körperlicher Aktivität entstanden ist. Diese weitergehende, über Symptomlinderung und gesteigerte Selbstwirksamkeit hinausreichende therapeutische Arbeit an »Störungen des verkörperten Selbst« setzt eine Einigung, ein neudeutsch »shared decision making« zwischen Behandlerin und Patient voraus, dass die beispielhaft genannten Baustellen a) relevant und b) jetzt zu bearbeiten sind.

Die spezifischen therapeutischen Kompetenzen zur Bearbeitung der Baustellen zusammen mit der Patientin oder dem Patienten finden sich naturgemäß nicht alle in einer, sondern in unterschiedlichen Berufsgruppen: bei Psychotherapeut:innen, bei Sozialtherapeut:innen, bei Körperpsychotherapeut:innen oder Krankengymnast:innen und auch in den Pflegeberufen. Es liegt zudem auf der Hand, dass schwerere Verläufe nicht nur durch hohe Symptomlast und starke Beeinträchtigung der Alltagsfunktionen charakterisiert sind, sondern auch dadurch, dass gleichzeitig mehrere solcher zusätzlicher psychologischer, sozialer und körperlicher »Therapie-Baustellen« vorhanden sind, an denen verschieden professionell kompetent Behandler und Behandlerinnen mehr oder weniger gleichzeitig arbeiten sollten. Dabei ist zweierlei klar: Eine solche »multimodale« Behandlung ist im ambulanten Rahmen kaum zu verwirklichen, es braucht dafür tagesklinische oder stationäre Behandlungsinstitutionen, die die notwendige Vielfalt an professioneller Behandlungskompetenz vorhalten können – das sind in der Regel psychosomatische, manchmal auch psychiatrische Kliniken. Und: Eine solche multimodale Behandlung erfordert gute Abstimmung unter den beteiligten Behandlerinnen und Behandlern. Eine wichtige Voraussetzung für diese Abstimmung über Berufsgruppen hinweg ist ein gemeinsam geteiltes Bewusstsein dafür, dass jeder der Patientin, dem Patienten als Ganzem, als verkörpertem Selbst sozusagen, begegnet, also nicht z. B. der Psychotherapeut der Psyche des Patienten und die Krankengymnastin dem Körper. Die Psychotherapeutin sieht ihre eigene Behandlung entsprechend nicht, wie von früheren

Psychotherapeuten so beschrieben, als »talking cure«, sondern eher als »reflektierten Paartanz« – und der Krankengymnast weiß, dass sein beiläufiges Gespräch über mögliche Ursachen von Beschwerden genauso wichtig für die Behandlung ist wie die Übungen, die er mit der Patientin macht. Arbeiten die verschiedenen Behandler:innen in einem Team zusammen, müssen sie sich regelmäßig in einer gemeinsamen Sprache über die Ziele, das Vorgehen und die dabei auftretenden Probleme in der Behandlung eines jeweiligen Patienten verständigen. Der Punkt mit der gemeinsamen Sprache ist dabei von besonderer Bedeutung, denn die therapeutischen Sprachen von Ärzt:innen, Psychotherapeut:innen, Körperpsychotherapeut:innen und Krankengymnast:innen, von Sozial- oder Kunsttherapeut:innen und Pflegepersonal sind nicht gleich; die eine bezieht sich auf physiologisch-biologische, der andere auf psychologische Prozesse, eine dritte auf Aspekte des Körperbilds oder ein vierter auf die Entwicklung sozialer Ressourcen. Früher war es oft so, dass eine Sprache dominierte, z. B. die ärztliche oder die psychotherapeutische, auch entsprechend der hierarchischen Verhältnisse zwischen den Berufsgruppen. Heute ist das Bewusstsein größer dafür, dass im Interesse einer guten Behandlung alle Zugangsweisen und damit alle Sprachen möglichst gleichwertig relevant sein sollten. Das erfordert wechselseitiges Zuhören und Lernen, aber auch den Verzicht auf spezifischen Fachjargon und die Orientierung an alltagssprachlichen Formulierungen, nicht nur der ohnehin gemeinsam mit den Patienten und Patientinnen zu definierenden Therapieziele.

Versteht man therapeutische Prozesse mit Bezug auf das Konzept des vorhersagenden Gehirns, lässt sich die prinzipielle Gleichwertigkeit verschiedener therapeutischer Zugänge gut illustrieren. Nach diesem Konzept geht es therapeutisch im Umgang mit Menschen, die an belastenden funktionellen Körperbeschwerden leiden, generell darum, Wahrnehmungen zu erzeugen, die ungünstige (und meist unbewusste) selbsterfüllende Prophezeiungen widerlegen; dass nämlich Schmerzen, Schwindel, Erschöpfung und Co. dauerhaft anhalten, durch Aktivität verstärkt oder sonstwie eigentlich nur ungünstig beeinflusst werden können. Angesichts dieser Vorhersagen stellt z. B. die Erfahrung, dass bei vermehrter körperlicher Aktivität der Schmerz doch nicht zunahm, einen ersten Vorhersageirrtum dar, der dazu führen kann, dass die primär negativ getönten Vorhersagen nach und nach angepasst und mehr Bewegungen möglich werden. Gleiches kann z. B. für die Vorhersage gelten, von anderen nicht ernst genommen zu werden mit den Beschwerden und den Einschränkungen. Wenn hier ein therapeutisches Gegenüber der (durch das Verhalten der Patientin induzierten) Versuchung widersteht, sie tatsächlich nicht ernst zu nehmen und ihr stattdessen vermittelt, dass sie in ihrem Leiden an den Beschwerden und am Gefühl des Nicht-ernst-genommen-Werdens verstanden wird, bedeutet dies auch das Widerlegen einer ungünstigen Vorhersage (einen sogenannten Vorhersageirrtum in der Sprache des »predictive processing«), das therapeutische Wege hin zu mehr Selbstwirksamkeit und Flexibilität öffnen kann. Schon bei Einführung des Modells des vorhersagenden Gehirns hatten wir allerdings gesehen, dass die Vorhersagen aus guten Gründen sehr »eigensinnig« sein können – therapeutisch zeigt sich das dann darin, dass ein einmaliger Vorhersageirrtum noch keineswegs zu wesentlichen Veränderungen führen muss und dafür häufiges Wiederholen bzw. »Durcharbeiten« notwendig ist. Manchmal »immunisieren« sich Patienten gegen neue Erfahrungen (in den Beispielen: von ausbleibender Schmerzverstärkung oder von Ernst-genommen-Werden), indem sie diese für Zufall erklären.

Aber unabhängig davon, wie leicht oder schwer die Veränderungen im Einzelfall sein mögen, es sollte deutlich geworden sein, dass die therapeutisch wirksamen Vorhersageirrtümer auf ganz unterschiedliche Weise entstehen können, z. B. durch therapeutische Körper- genauso wie durch Beziehungserfahrungen.

5.2 Ein verändertes Selbstverständnis und ein verändertes Handeln für Betroffene

Wir haben das typische Erleben von Menschen, die an anhaltend belastenden funktionellen Körperbeschwerden leiden, schon mehrfach beschrieben, und es ist hoffentlich deutlich geworden, wie sich in typischer Weise das Leiden an Körperbeschwerden mit dem Leiden an der scheinbaren »Unerklärbarkeit« der Beschwerden und mit dem veränderten Selbst- und Beziehungserleben verbindet. Es sollte auch klargeworden sein, dass die Betroffenen in relevanten Teilen ihres Leidens Opfer einer Medizin sind, die sowohl ein falsches Entweder-Oder von »organische oder psychische Krankheit« als auch ein falsches Beharren auf organisch messbaren Veränderungen als einzig legitimer Erklärung für Krankheiten vor sich herträgt.

Wie könnten Betroffene aber ihr eigenes Leiden auf dem Boden des hier entwickelten Blicks auf vorhersagendes Gehirn und verkörpertes Selbst anders als bisher verstehen? Und vor allem: Wie können sie anders als bisher üblich damit umgehen?

Der Ausgangspunkt des veränderten Selbstverständnisses liegt darin, sich vom falschen Entweder-Oder »Ich bin organisch oder psychisch krank« mit allen traditionellen Implikationen (»legitim krank« versus »eingebildet« etc.) zu lösen. Das ist leichter gesagt als getan, denn die Alternative wird, wie besprochen, in unserem Medizinsystem nicht nahegelegt. Aber aus dem bisherigen Text sollte die Alternative klar geworden sein: »Ich bin legitim krank, und zwar, weil bei mir eine Funktionsstörung, genauer: eine schädliche Dysfunktion« vorliegt, die meine Körper- und Selbstwahrnehmung in Form von Körperbeschwerden betrifft, die aber auch mich insgesamt und meinen Umgang mit meiner Umwelt betrifft. Sie ist am ehesten als eine Art Gleichgewichtsstörung oder Dysbalance vorstellbar, eine Störung des komplexen Zusammenspiels körperlicher und psychischer Funktionen meines Organismus, einschließlich der komplexen Interaktionen mit meiner sozialen Umwelt.

Wie soll ich mir die Ursachen einer solchen schädlichen Dysfunktion, einer solchen Gleichgewichtsstörung vorstellen? Auch hierzu sollte deutlich geworden sein, dass es nicht »die eine« Ursache geben kann, dass es praktisch immer um das Zusammenwirken unterschiedlicher Ursachenfaktoren körperlicher, psychischer und sozialer Art geht, also um ein ganzes Erklärungsnetzwerk. Körperliche Faktoren können Reizungen von Schmerz- und anderen Körperrezeptoren durch unterschwellige Entzündungs- und andere Prozesse sein; psychische und soziale Faktoren können meine auch im Körpergedächtnis gespeicherte Erfahrung z.B. negativer Folgen vermehrter körperlicher Aktivität sein, die meine entsprechende Erwartung prägt, aber auch mein Enttäuschungs- und Hilflosigkeitserleben im Umgang mit den Beschwerden, mit meinen Angehörigen und mit dem Gesundheitssystem. Es kann sich um Störungen meines Körperrhythmus handeln, die mit Störungen meines Tagesrhythmus, meiner Tages- und Aufgabenstruktur und damit auch der Bedeutungen in Zusammenhang stehen, die Rhythmen, Struktur und Aufgaben für mich haben. Es kann sich auch um eine Störung im Gleichgewicht von erlebten äußeren Belastungen und gefühlter eigener Bewältigungsfähigkeit dieser Belastungen handeln; oder auch um eine Störung im Gleichgewicht von Bemühen und Belohnung in der Arbeit oder im Privatleben. Diese Störungen in der Interaktion mit meiner Umwelt »schlagen dann durch« auf die körperlichen Funktionen, vermittelt über anhaltende Prozesse z. B. der Anspannung, Erschöpfung oder auch Erregung. In einzelnen Fällen kann die Gleichgewichtsstörung auch durch konflikthaft widerstrebende, nicht ausreichend bewusst werdende Motive zustande kommen (z. B. Konflikt zwischen dem Motiv, autonom zu sein oder abhängig) oder durch fehlgeleitete Lernprozesse (z. B. hinsichtlich der ängstlichen Aufmerksamkeitslenkung auf körperliches Geschehen).

Es sind noch viele weitere Einfluss- und Ursachenfaktoren denkbar, die direkter und indirekter am Körper ansetzen – entscheidend ist, dass es immer ein ganz individuelles Ursachenmuster ist, das es sorgfältig im Einzelfall zu untersuchen gilt. »Untersuchen« meint dabei nicht nur ärztliche Untersuchungen – das Untersuchen, Überlegen und Abwägen ist eine wichtige Möglichkeit für Betroffene selbst. Es ist eine Entdeckungsreise auf der Suche nach den schon weiter oben erwähnten kleinen oder auch größeren »Schräubchen«, an denen man auch selbst drehen kann, um die Lage zu verbessern, das heißt die Beschwerden zu lindern und/oder die Funktionsfähigkeit im Alltag wieder zu erhöhen. Einen Rhythmus so anpassen, dass eine bessere Balance entsteht, dosiert körperlich aktiver werden, Aufgaben hinterfragen, Grenzen setzen, Konflikte klären – das sind nur ein paar Beispiele für die vielen ganz unterschiedlichen Schräubchen, die durchaus auch im Sinne aktiver Selbsthilfe gedreht werden können. Natürlich ist es in der Regel leichter, eine solche Entdeckungsreise in (ärztlicher) Begleitung durchzuführen, wie weiter oben im Abschnitt zu den Behandler:innen beschrieben – aber soundso oft wird sich eine solche Begleitung nicht finden lassen, und dann kann es gut sein, auch auf eigene Faust vorzugehen. Eigene Schräubchen zu identifizieren und daran zu drehen bedeutet »Empowerment«, um ein modernes Schlagwort zu verwenden, auch mehr »Agency« und Selbstwirksamkeit. Es bedeutet natürlich auch den Abschied von der verbreiteten irreführenden Vorstellung, grundsätzlich seien nur andere, insbesondere Ärzt:innen, in der Lage, für Hilfe in der körperlich belasteten Lage zu sorgen.

Auch das eigene vorsichtige Drehen an den Schräubchen funktioniert am besten, wenn es im Bewusstsein geschieht, dass bei den meist schon längere Zeit bestehenden belastenden Beschwerden rasche Besserungen nicht zu erwarten sind, dass es einen längeren Atem, eine innere Vorwegnahme von Rückschlägen und eine Bereitschaft braucht, auch kleine Fortschritte als positiv und bedeutsam zu bewerten.

Auch wenn sich keine ärztliche bzw. therapeutische Begleitung finden lässt, gibt es Möglichkeiten der Unterstützung. So gibt es leicht zugängliche Materialien zum Nachlesen auf Websites, die in gut verständlicher Weise mögliche Entstehungsmechanismen und eben auch »Schräubchen« zur eigenen Beeinflussung funktioneller Körperbeschwerden vorstellen und damit Betroffenen wertvolle Hinweise geben. Die aktuellste und beste dieser Websites liegt derzeit allerdings nur auf Englisch (und Holländisch) vor: bodysymptoms.org (vgl. Saunders et al. 2014). Die Website »neurosymptoms.org« ist enger fokussiert auf funktionelle neurologische Beschwerden wie Gangstörungen, Lähmungen oder Zittern, auch schildert sie vorwiegend neurologische Hintergründe dieser Beschwerden – dafür ist die Website aber auch in deutscher (Teil-)Übersetzung verfügbar. Die (in Überarbeitung befindliche, aber weiterhin gut erreichbare) Patientenleitlinie (AWMF 2020) zur schon zitierten Leitlinie »Funktionelle Körperbeschwerden« enthält auch wertvolle Hinweise zur besseren selbstständigen Bewältigung dieser Art von Beschwerden. Wie bei anderen Erkrankungen gibt es auch im Feld der funktionellen Körperbeschwerden zusätzlich Selbsthilfegruppen, in denen sich Betroffene zusammenschließen. Derartige Gruppen können grundsätzlich als sehr hilfreich erlebt werden, der Austausch mit anderen hilft gegen das Gefühl, allein zu sein mit dem eigenen Leiden; darüber hinaus bieten die Gruppen vielfältige praktische Tipps zum Umgang damit. Allerdings sind, soweit erkennbar, alle Selbsthilfegruppen im Feld funktioneller Körperbeschwerden auf spezifische Leitbeschwerden und Symptomkombinationen, also Syndrome ausgerichtet. So gibt es Selbsthilfegruppen für Menschen mit Fibromyalgie, Reizdarmsyndrom, funktionellen neurologischen Störungen oder ME/CFS, es gibt keine Gruppen für somatoforme Störungen, für körperliche Belastungsstörung oder für funktionelle Körperbeschwerden ganz allgemein. Die Gruppen unterscheiden sich aber nicht nur hinsichtlich der jeweiligen Leitproblematik, sondern auch, und das ist sehr wichtig, hinsichtlich der in der Gruppe transportierten Vorstellungen zu Ursachen und Behandlungsmöglichkeiten der Beschwerden. Während Gruppen für Fibromyalgie, Reizdarm oder (insbesondere) funktionelle neurologische Störungen typischerweise eher offen sind für ein biopsychosoziales Verständnis und entsprechend breit aufgestellte Therapieansätze einschließlich Psychotherapie, sind die Gruppen für ME/CFS-Betroffene typischerweise strikt biologistisch ausgerichtet, mit starker Betonung des schweren und chronischen Verlaufs und mit ausschließlicher Betonung möglicher immunologischer, infektiologischer und anderer organischer Ursachen und entsprechenden Therapieansätzen, bei vehementer Ablehnung psychosozialer Ursachenfaktoren und entsprechend auch Psychotherapie. Solche »Gruppenideologien« oder, etwas neutraler gesagt, »Narrative« nehmen den Betroffenen eher Handlungs- und Bewältigungsoptionen, als dass sie ihnen solche geben. Entsprechend haben Studien im Feld CFS schon vor Jahren gezeigt, dass die Zugehörigkeit zu einer Selbsthilfegruppe mit einer besonders ungünstigen Prognose der Erkrankung einhergeht.

Letztlich wird das Erleben von Betroffenen insgesamt, nicht nur in Selbsthilfegruppen, in nicht unerheblichem Maß geprägt von den Narrativen, die ein bestimmtes Beschwerdebild umgeben. Das ist nirgends so deutlich wie bei den Erschöpfungssyndromen ME/CFS und Long Covid. Das Narrativ, dass es sich hier durchgängig um schwere, prognostisch stark ungünstige Erkrankungen handele, für die es wenn überhaupt, dann nur biologische Therapien geben könne, die aber noch nicht existieren, weshalb es viel mehr Forschungsförderung dafür brauche, wird nicht nur in Betroffenengruppen transportiert, sondern immer wieder auch von Ärztinnen und Wissenschaftlern und sehr stark auch von Medien. Weiter oben war ja bei Vorstellung des vorhersagenden Gehirns schon dargestellt worden, wie die durch ein solches Narrativ erzeugten Erwartungen direkt das Erleben der Beschwerden selbst bestimmen. Insofern gibt es eine in der bisherigen Diskussion viel zu wenig beachtete, geradezu ethische Verantwortung von Medien und anderen Multiplikatoren (es gibt Fälle, in denen der Ortspfarrer dysfunktionale Beschwerdeerwartungen erzeugt und verbreitet hat – damals ging es um die angeblich schädlichen Auswirkungen von Mobilfunkstrahlen), ausgewogen und bedacht zu berichten, da sie mit ungerechtfertigt erzeugten negativen Erwartungen direkt Leiden und Funktionsfähigkeit von Betroffenen beeinflussen.[31] Man kann das auch so formulieren, dass es darum geht, die Deutungshoheit über die Beschwerdesyndrome »den Anderen« nicht kampflos zu überlassen.[32] Wenn Betroffene die Erfahrung machen konnten, dass sie sich selbst, ggf. mit Unterstützung anderer, helfen konnten und sie sich von stark belastenden funktionellen Körperbeschwerden deutlich erholen konnten, wäre es daher besonders wichtig, dass diese Erfahrungen auch vernehmbar würden. Z. B. in den sozialen Medien, in denen sich derzeit meist eher das Gegenteil findet, das heißt ausgesprochen negativistische bzw. pessimistische Sichtweisen auf die Behandelbarkeit belastender Körperbeschwerden, seien es Schmerzen, Erschöpfung oder etwas anderes.

---

31 Beim medialen Umgang mit Suiziden und Suizidversuchen ist diese Verantwortung mittlerweile erkannt und in Regelungen umgesetzt, im hier besprochenen Feld fehlt dagegen noch jegliches Problembewusstsein.

32 Dieses Ziel dürfte z. B. auch eine Arbeit von einer großen Gruppe nordeuropäischer CFS-Experten verfolgen, die zu der Minderheit gehören, die ein explizit biopsychosoziales Modell dieses Erschöpfungssyndroms vertreten und nicht von vornherein immer von einer ungünstigen Prognose ausgehen. Der Titel ihrer Arbeit ist »Chronic Fatigue Syndrome: echte Krankheiten, von denen sich die Menschen erholen können« (Oslo Chronic Fatigue Consortium et al. 2023). Sie sammeln darin entsprechende Argumente und plädieren für ein verändertes, ausgewogeneres Narrativ im Umgang mit dieser Erkrankung – ein Narrativ, bei dem sich die Anerkennung der Realität oder »Echtheit« der Erkrankung und ihrer bei manchen Betroffenen sehr schweren Ausprägung gut verträgt mit einer Anerkennung der Relevanz auch psychosozialer Faktoren.

KAPITEL 6

Konsequenzen für die Medizin insgesamt

Unsere Beschäftigung mit funktionellen Körperbeschwerden, ihren Hintergründen und dem besten Umgang damit wirft auch ein Schlaglicht auf die Medizin im Ganzen, auf die dort vorherrschenden Konzepte genauso wie auf das real existierende medizinische Versorgungssystem.

Zunächst einmal wurde deutlich, dass die Medizin konzeptuell und praktisch nicht gut gerüstet ist, um mit dem sehr häufigen und hinsichtlich seiner Auswirkungen auf Lebensqualität und Arbeitsfähigkeit sehr vieler Menschen ausgesprochen gravierenden Problem funktioneller Körperbeschwerden umzugehen. Viele Faktoren tragen dazu bei: die Aufteilung von Krankheiten in entweder körperliche oder psychische; die Annahme, dass körperliche Krankheit auf organische Pathologien zurückgehen muss; die Verkennung, dass Körperbeschwerden, in deren Erklärungsnetzwerk organische Krankheiten nicht nachgewiesen werden können, per se weniger schwer sind, sind nur einige der im Text diskutierten.

Diesen Fehlannahmen und Verkennungen entsprechen dann falsche Gewichtungen in der Ausbildung werdender Ärzt:innen. Es wird im Medizinstudium viel zu ausschließlich auf pathophysiologisches Wissen gesetzt, kommunikative Kompetenzen werden zwar mittlerweile vermittelt, sie bleiben aber wie die psychische Versorgung der Patient:innen konzeptuell und praktisch weitgehend getrennt von der Behandlung der Körperbeschwerden. Angehende Ärzt:innen lernen zwar z. B. seit ein paar Jahren, wie sie schwierige Diagnosen gut rüberbringen (»Breaking bad news«) – aber wie sie den viel häufigeren Nachweis fehlender organischer Befunde positiv vermitteln oder was sie bei der Kommunikation, die während der Durchführung von technischen Untersuchungen wie Ultraschall oder Röntgen immer auch stattfindet, beachten müssen, um keine dysfunktional negativen Erwartungen und Befürchtungen bei Patienten zu erzeugen, wird nicht behandelt. Und später in der Versorgung gilt nach wie vor, und durch den neuen Beruf der nach Direktstudium approbierten Psychotherapeut:innen sogar zunehmend, eine Spaltung von Körper und Psyche: Auf der einen Seite gibt es auch aktuell sehr gut ausgebildete und kompetente Ärzt:innen, die sich explizit nicht zuständig fühlen für alles, was ihren pathophysiologisch-biologisch geprägten Blick auf Patient und Krankheit überschreitet – auf der anderen Seite sind die Psychotherapeutinnen und Psychotherapeuten, die sich gut mit psychischen Problemen und Störungen auskennen mögen, die aber die enge Verflechtung von Körperbefinden, biologischen Krankheitsfaktoren, Erfahrungen, Erwartungen und Umgebungseinflüssen in ihrer Gesamtheit nur schwer bis gar nicht einschätzen können. Es ist von Weiterbildung und Interesse her eine relativ kleine Gruppe von Ärztinnen oder Ärzten, die mit Kenntnissen und Fertigkeiten im Umgang sowohl mit biologisch-pathophysiologischen, körperlichen wie mit psychosozialen Faktoren in der Praxis geübt sind. Am wichtigsten sind hier die entsprechend interessierten und weitergebildeten Hausärzt:innen, weil sie zahlreich sind und eine ideale »Gatekeeper-Funktion« im Gesundheitswesen erfüllen und sehr viel richtig (oder auch falsch) bahnen können. Wichtig sind aber zunehmend auch somatische Fachärzte mit Zusatzinteresse und -weiterbildung (traditionell sind das Gynäkolog:innen und Gastroenterolog:innen, aktuell wachsend auch Neurolog:innen, vereinzelt auch Orthopäd:innen, Arbeitsmediziner:innen und andere Fachrichtungen) und natürlich auch Ärzt:innen für Psychosomatische Medizin – wenn diese nicht ausschließlich sogenannte Richtlinien-Psychotherapie durchführen[33].

33 Diese Aussagen beziehen sich auf den ambulanten Bereich, im beschriebenen multimodalen stationären Setting gelten andere Regeln. Reine Psychotherapie-Praxen sind logistisch einfacher zu realisieren und ökonomisch weitgehend risikolos. Niedergelassene Ärzte und Ärztinnen für Psychosomatische Medizin und Psychotherapie können in ihrer Praxis aber auch Sprechstundentermine unter Einschluss somatischer Diagnostik mit Psychotherapie so kombinieren, dass sowohl Patient:innen mit Körperbeschwerden besonders gut versorgt werden als auch die Praxis ökonomisch stabil funktioniert.

Im Hinblick auf das Medizinsystem im Ganzen lohnt es sich auch nochmal zu betonen, dass es in seiner gegenwärtigen Verfasstheit nicht nur nicht gut gerüstet ist, um mit dem großen Problem funktioneller Körperbeschwerden therapeutisch so umzugehen, dass Leiden rechtzeitig erkannt, richtig eingeordnet und gelindert wird – es verstärkt dieses Problem auch permanent. Hier ist mit Absicht abstrakt vom »Medizinsystem« und nicht von einzelnen Akteuren die Rede, denn der Umstand der Problemverstärkung ist systemischer, nicht individueller Natur. Auch hier spielen viele Faktoren hinein: viel zu lange und repetitive somatische Diagnostik fixiert die Überzeugung und Erwartung der Patient:innen, an möglicherweise gravierenden organisch begründeten Beschwerden zu leiden; unbedachte Kommunikation führt zu entsprechend negativ getönten angstvollen Erwartungen und damit Symptomverstärkungen bei den Patient:innen; enttäuschend verlaufende und dennoch wiederholte somatische Therapieansätze wie Spritzen, Operationen etc. verstärken ebenfalls die negativen Erwartungen und haben zum Teil rein organisch bedingte negative Folgen für Beschwerden und Funktionsfähigkeit; der Mangel an adäquaten multimodalen Therapieansätzen verhindert selbst bei erkannt richtiger Zuordnung des Problems rechtzeitige adäquate Hilfe etc. etc.

Die bisherigen Punkte umreißen die Schwierigkeiten, im derzeitigen Medizinsystem angemessen mit dem großen Gesundheitsproblem funktioneller Körperbeschwerden umzugehen. Das Schlaglicht, das damit auf die Medizin im Ganzen geworfen wird, reicht aber noch weiter, über die funktionellen Körperbeschwerden hinaus. Wir hatten ja gesehen, dass die funktionellen Körperbeschwerden im Modell des vorhersagenden Gehirns und des verkörperten Selbst gewissermaßen ein Ende des Spektrums anhaltend belastender Körperbeschwerden darstellen. Das Spektrum war durch unterschiedlich große Prägnanz im kontinuierlichen Abgleich von peripheren Körperreizen einerseits und erfahrungsbasierten Erwartungen andererseits in der Wahrnehmung von Körperbeschwerden charakterisiert. Funktionelle Körperbeschwerden zeichneten sich dabei durch eine besonders hohe Prägnanz der Vorhersagen/Erwartungen und vergleichsweise geringe Prägnanz der Körperreize aus, während am anderen Ende Schmerzen und andere

Beschwerden durch akute Verletzungen, Entzündungen etc. standen, bei denen umgekehrt die Körperreize höhere Prägnanz haben. Chronische körperliche Erkrankungen wie Diabetes, Hypertonus, Parkinson oder Lebererkrankungen liegen dann typischerweise in der Mitte des Spektrums, Beschwerden und Funktionsfähigkeit sind geprägt durch ähnliche Prägnanz von Erwartungen/Vorhersagen und von Körperreizen.

Vor diesem Hintergrund wird deutlich, dass die gegenwärtige kurative, also auf Heilung abzielende Medizin mit ihrem ausgeprägten »Bias« zugunsten pathophysiologisch messbarer organischer Störungen als Hintergründen von »Körperreizen« samt deren Behebung nicht nur nicht gut gerüstet ist für den Umgang mit funktionellen Körperbeschwerden, sie verfehlt auch wichtige Bereiche des Umgangs mit Menschen mit chronischen Erkrankungen, insofern sie sich auch bei diesen Erkrankungen auf die möglichst gute Korrektur abweichender Stoffwechsel- und anderer Parameter konzentriert (der Zucker- oder Blutdruckwert, der Medikamentenspiegel etc.), die therapeutische Wirkung auf Erwartungen und Vorhersagen aber der »ärztlichen Kunst«, also im Grunde dem Zufall überlässt. Dabei wäre mit geplanter und reflektierter Kommunikation, die nicht nur angemessene Verlaufserwartungen hinsichtlich Grunderkrankung und damit einhergehenden Beschwerden weckt, sondern auch Agency/Selbstwirksamkeit der chronisch kranken Patient:innen fördert (und zwar jenseits reiner »Compliance« mit den Medikamentenverschreibungen), ein hohes therapeutisches Potenzial verbunden. Dieses wird derzeit sehr oft nicht nur nicht genutzt, es wird regelrecht ins Gegenteil verkehrt, insofern dysfunktionale Erwartungen geweckt und Passivität gefördert werden.[34]

In der präventiven und der rehabilitativen Medizin, sozusagen vor und hinter der kurativen Medizin, gilt umso mehr, dass psychosoziale

34 Natürlich muss man auch empirisch zeigen, dass entsprechend geschulte, Kommunikation und Selbstwirksamkeit reflektierende und adressierende Ärztinnen und Ärzte tatsächlich bei ihren Patient:innen mit chronischen Erkrankungen nicht nur zur Verbesserung der Lebensqualität, sondern auch zu einem günstigeren Verlauf der Grunderkrankung, also z. B. des Hypertonus oder des Diabetes, beitragen. Derartige Evidenzen liegen punktuell vor, sie sind aber in größerem Umfang nur schwer »herzustellen«, da es sich um aufwändige und komplexe Interventionen handelt, die nicht leicht in der klassischen Form randomisierter Studien, also mit zufallsgesteuerter Patientenzuweisung, untersucht werden können.

Faktoren im Erklärungsnetzwerk der Krankheitsentstehung bzw. -verhinderung (präventive Medizin) und der Krankheitsbewältigung (rehabilitative Medizin) eine zentrale Rolle spielen; Lebensstil, soziale Lage, Motivation und wiederum Selbstwirksamkeit sind hier beispielhaft wichtige Stichworte. Wenn wir damit das Gesamtbild betrachten, verstärkt sich der Eindruck, dass die Medizin insgesamt in Schieflage ist oder einem Selbstmissverständnis unterliegt: Sie denkt, sie sei angewandte Naturwissenschaft, dabei ist sie eine Handlungswissenschaft, die neben naturwissenschaftlichen auch psychologische und sozialwissenschaftliche Aspekte gestörter Gesundheit und ihrer Wiederherstellung in Handlungswissen umsetzen sollte – denn damit würde den Patienten und Patientinnen gedient, ganz gleich, ob sie unter funktionellen Körperbeschwerden, organischen oder primär psychischen Erkrankungen leiden.

Die frühen Vertreter einer biopsychosozialen Medizin haben die Korrektur dieser Schieflage über lange Zeit hinweg nicht nur erleichtert. Einerseits brachten sie zwar, angewandt auf einzelne konkrete Erkrankungsbilder, die psychosozialen Aspekte mit ein, die neben biologischen Faktoren zu berücksichtigen sind (z. B. Depressivität als Risikofaktor bei Herzinfarkten und deren Mortalität), andererseits ließen sie biologische, psychische und soziale Faktoren in ihren Modellen aber meist getrennt, als ob es sich um getrennte Sphären des gleichen Menschen handele. Damit machten sie es Kritikern leicht, die Bedeutung der psychosozialen Faktoren geringzuschätzen oder ganz zugunsten der biologisch relevanten Faktoren zu ignorieren. Das hier vorgestellte integriert biopsychosoziale Verständnis der Hintergründe anhaltend belastender, funktioneller Körperbeschwerden, das keine Abtrennung oder Ignoranz einzelner Aspekte erlaubt, könnte dagegen für die gesamte Medizin ein Orientierungspunkt sein: Medizin wird damit kontinuierlich und dauerhaft als biopsychosoziale Handlungswissenschaft etabliert, die selektiv und gezielt sowohl auf die Konzepte und Methoden der Naturwissenschaften zurückgreift, als auch, auf Augenhöhe, auf Konzepte und Methoden der Geistes- und Sozialwissenschaften. Die Beachtung von Bedeutung, bezogen auf das verkörperte Selbst wie auf die Umwelt, stellt dabei, im gesamten Spektrum von basal biologischen bis zu höherstufig reflektieren Bedeutungsmomenten, eine wichtige Brücke über die Wissenschaftsgrenzen hinweg dar. Eine so umfassende, integrierte Herangehensweise ist die Medizin im Grunde ihrem »Gegenstand« schuldig, denn dieser ist kein Träger eines biologischen Defekts, den es zu beseitigen gilt, sondern ein kranker Mensch, dem es so weit als möglich zu helfen gilt.

Literatur

Abrahamsen C., Reme S.E., Wangen K.R., Lindbæk M., Werner E.L. (2023): The effects of a structured communication tool in patients with medically unexplained physical symptoms: a cluster randomized trial. EClinicalMedicine. 2023 Oct 6;65:102262.

Afari N., Ahumada S.M., Wright L.J., Mostoufi S., Golnari G., Reis V., Cuneo J-G. (2014): Psychological trauma and functional somatic syndromes: a systematic review and meta-analysis. Psychosom Med. 2014 Jan;76(1):2–11.

Arbeitskreis PISO (Hrsg.)(2012): Somatoforme Störungen. Psychodynamisch-interpersonelle Therapie (PISO). Göttingen: Hogrefe.

ARD (2023): Hirschhausen und Long Covid. Die Pandemie der Unbehandelten. https://www.daserste.de/information/ratgeber-service/hirschhausens-check-up/sendung/hirschhausen-und-long-covid-100.html (Zugriff zuletzt 26.5.2023)

AWMF (2018) https://register.awmf.org/assets/guidelines/051-001l_S3_Funktionelle_Koerperbeschwerden_2018-11.pdf

AWMF (2020) https://register.awmf.org/assets/guidelines/051-001p1_S3_Funktionelle_Koerperbeschwerden_2020-01-abgelaufen.pdf

Barrett L.F., Simmons W.K. (2015): Interoceptive predictions in the brain. Nat Rev Neurosci. 2015 Jul;16(7):419–29.

Borsboom D., Cramer A., Kalis A. (2019): Brain disorders? Not really ... Why network structures block reductionism in psychopathology research. Behav Brain Sci. 2019;42(e2):1–63.

Botvinick M., Cohen J. (1998): Rubber hands ›feel‹ touch that eyes see. Nature. 1998;391:756.

Burton C., Mooney C., Sutton L., White D., Dawson J., Neilson A.R., Rowlands G., Thomas S., Horspool M., Fryer K., Greco M., Sanders T., Thomas R.E., Cooper C., Turton E., Waheed W., Woodward J., Mallender E., Deary V. (2024): Effectiveness of a symptom-clinic intervention delivered by general practitioners with an extended role for people with multiple and persistent physical symptoms in England: the Multiple Symptoms Study 3 pragmatic, multicentre, parallel-group, individually randomised controlled trial. Lancet. 2024 Jun 15;403(10444):2619–2629.

Carson A., Stone J., Hibberd C., Murray G., Duncan R., Coleman R., Warlow C., Roberts R., Pelosi A., Cavanagh J., Matthews K., Goldbeck R., Hansen C., Sharpe M. (2011): Disability, distress and unemployment in neurology outpatients with symptoms ›unexplained by organic disease‹. J Neurol Neurosurg Psychiatry. 2011 Jul;82(7):810–3.

Clark A. (2023): The experience machine. How our minds predict and shape reality. New York: Pantheon Books.

Creed F., Guthrie E., Fink P., Henningsen P., Rief W., Sharpe M., White P. (2010): Is there a better term than »medically unexplained symptoms«? J Psychosom Res. 2010 Jan;68(1):5–8.

DGSZ (2023) https://www.lmu-klinikum.de/schwindelzentrum/fur-patienten/schwindel-gleichgewichtsstorung/haufigste-diagnosen/be00887c30c54dde

De Haan S. (2020): Enactive Psychiatry. Cambridge: Cambridge University Press.

Dirnagl U., Bannach-Brown A., McCann S. (2022): External validity in translational biomedicine: understanding the conditions enabling the cause to have an effect. EMBO Mol Med. 2022 Feb 7;14(2):e14334.

Doering S., Herpertz S., Pape M., Hofmann T., Rose M., Imbierowicz K., Geiser F., Bierling A. L., Weidner K., Rademacher J., Michalek S., Morawa E., Erim Y., Teigelack P., Teufel M., Hartmann A., Lahmann C., Peters E. M. J., Kruse J., von Boetticher D., Herrmann-Lingen C., Nöhre M., de Zwaan M., Dinger U., Friederich H. C., Niecke A. Albus C., Zwerenz R. Beutel M., Sattel H. C., Henningsen P., Stein B., Waller C., Hake K., Spitzer C., Stengel A., Zipfel S., Weimer K., Gündel H., Kessler H. (2023): The multicenter effectiveness study of inpatient and day hospital treatment in departments of psychosomatic medicine and psychotherapy in Germany. Front Psychiatry. 2023 Aug 7;14:1155582.

Engel G. L. (1977): The need for a new medical model: a challenge for biomedicine. Science. 1977 Apr 8;196(4286):129–36.

Fotopoulou A., Tsakiriris M. (2017): Mentalizing homeostasis: The social origins of interoceptive inference. Neuropsychoanal 2017; 19(1): 3–28.

Foucault M. (1973): Die Geburt der Klinik. Eine Archäologie des ärztlichen Blicks. München: Hanser.

Fuchs T., Sattel H., Henningsen P. (Hrsg)(2010): The embodied self. Dimensions, coherence and disorders. Stuttgart: Schattauer.

Fuchs T. (2018): Zwischenleibliche Resonanz und Interaffektivität. PDP Psychodynamische Psychotherapie. 2018; 17: 211–21.

Gallagher S. (2013): A pattern theory of self. Front Hum Neurosci. 2013;7:443.

Ghaemi S. N. (2009): The rise and fall of the biopsychosocial model. Br J Psychiatry. 2009 Jul;195(1):3–4.

Gilbert A. (2021): Hospital wards are filling up again – with fakers. Spectator 24. 4. 2021.

Gureje O., Simon .G. E., Ustun T. B., Goldberg D. P. (1997): Somatization in cross-cultural perspective: a World Health Organization study in primary care. Am J Psychiatry. 1997 Jul;154(7):989–95.

Habs M., Strobl R., Grill E., Dieterich M. Becker-Bense S. (2020): Primary or secondary chronic functional dizziness: does it make a difference? A DizzyReg study in 356 patients. J Neurol. 2020 Dec;267(Suppl 1):212–222.

Haller H., Cramer H., Lauche R., Dobos G. (2015): Somatoform disorders and medically unexplained symptoms in primary care – a systematic review and meta-analysis of prevalence. Dtsch Arztebl Int 2015; 112: 279–87.
Hausteiner-Wiehle C., Henningsen P. (2015): Kein Befund und trotzdem krank. Mehr Behandlungszufriedenheit im Umgang mit unklaren Körperbeschwerden – bei Patient und Arzt. Stuttgart: Schattauer.
Hausteiner-Wiehle C., Henningsen P. (2022a): Let's Get Personal, Let's Get Physical: Approaching the Bodily Self in Clinical Interactions. Psychopathology. 2022a;55(2):69–72.
Hausteiner-Wiehle C., Henningsen P. (2022b): Körpererfahrung und Körperinteraktion in der psychotherapeutischen Anamnese- und Befunderhebung. Psychother Psychosom Med Psychol. 2022b;72(5):216–224.
Henningsen P., Zimmermann T., Sattel H. (2003): Medically unexplained physical symptoms, anxiety, and depression: a meta-analytic review. Psychosom Med. 2003 Jul-Aug;65(4):528–33.
Henningsen P., Zipfel S., Sattel H., Creed F. (2018): Management of Functional Somatic Syndromes and Bodily Distress. Psychother Psychosom. 2018;87(1):12–31.
Henningsen P. (2021): Allgemeine Psychosomatische Medizin. Krankheiten des verkörperten Selbst im 21. Jahrhundert. Heidelberg: Springer.
Hughes K., Bellis M. A., Hardcastle .K. A., Sethi D., Butchart A., Mikton C., Jones L., Dunne M. P. (2017): The effect of multiple adverse childhood experiences on health: a systematic review and meta-analysis. Lancet Public Health. 2017 Aug;2(8):e356–e366.
Insel T. R., Cuthbert B. N. (2015): Medicine. Brain disorders? Precisely. Science. 2015 May 1;348(6234):499–500.
Insel T. R. (2023): Zitiert nach https://www.wired.com/2017/05/star-neuro scientist-tom-insel-leaves-google-spawned-verily-startup/ (Zugriff am 1. 8. 2023)
Jonas H. (1977): Das Prinzip Leben. Ansätze zu einer philosophischen Biologie. Frankfurt a. M.: Insel.
Jørgensen T., Dantoft T. M., Weinreich Petersen M., Benros M. E., Poulsen C. H., Falgaard Eplov L., Gormsen L., Frostholm L., Carstensen T. B. W., Holm Eliasen M., Kårhus L. L., Skovbjerg S., Bjerregaard A. A., Brix S., Linneberg A., Fink P. (2022): Examine the public health impacts of functional somatic disorders using the DanFunD study. Scand J Public Health. 2022 Nov;50(7):988–994.
Litwin P., Miłkowski M. (2020): Unification by Fiat: Arrested Development of Predictive Processing. Cogn Sci. 2020 Jul;44(7):e12867.
Löwe B., Toussaint A., Rosmalen J. G. M., Huang W. L., Burton C., Weigel A., Levenson J. L., Henningsen P. (2024): Persistent physical symptoms: definition, genesis, and management. Lancet. 2024 Jun 15;403(10444):2649–2662.
Merleau-Ponty M. (1966): Phänomenologie der Wahrnehmung. Berlin: De Gruyter.
Nagel T. (2012): Der Blick von Nirgendwo. Frankfurt a. M.: Suhrkamp.

Oslo Chronic Fatigue Consortium; Alme T. N., Andreasson A., Asprusten T. T., Bakken A. K., Beadsworth M. B., Boye B., Brodal P. A., Brodwall E. M., Brurberg K. G., Bugge I., Chalder T., Due R., Eriksen H. R., Fink P. K., Flottorp .S. A., Fors E. A., Jensen B. F., Fundingsrud H. P., Garner P., Havdal L. B., Helgeland H., Jacobsen H. B., Johnson G. E., Jonsjö M., Knoop H., Landmark L., Launes G., Lekander M., Linnros H., Lindsäter E., Liira H., Linnestad L., Loge J. H., Lyby P. S., Malik S., Malt U. F., Moe T., Norlin A. K., Pedersen M., Pignatiello S. E., Rask C. U., Reme S. E., Roksund G., Sainio M., Sharpe M., Thorkildsen R. F., van Roy B., Vandvik P. O., Vogt H., Wyller H. B., Wyller V. B. B. (2023): Chronic fatigue syndromes: real illnesses that people can recover from. Scand J Prim Health Care. 2023; 41:372–376.

Rask M. T., Ørnbøl E., Rosendal M., Fink P. (2017): Long-Term Outcome of Bodily Distress Syndrome in Primary Care: A Follow-Up Study on Health Care Costs, Work Disability, and Self-Rated Health. Psychosom Med. 2017 Apr;79(3):345–357.

Raspe H., Matthis C., Croft P., O'Neill T. (2004): European Vertebral Osteoporosis Study Group. Variation in back pain between countries: the example of Britain and Germany. Spine (Phila Pa 1976). 2004;29:1017–21

Rieger H. M. (2023): Gesundheit als Wandlungsfähigkeit. Viktor von Weizsäckers Beitrag zu einer kritischen Medizintheorie. Berlin: Springer.

Rizzolatti G. & Sinigaglia C. (2016): The mirror mechanism: a basic principle of brain function. Nat Rev Neurosci 2016; 17: 757–65.

Sanders T., Fryer K., Greco M., Mooney C., Deary V., Burton C.(2024): Explanation for symptoms and biographical repair in a clinic for persistent physical symptoms. SSM Qual Res Health. 2024 Jun;5:100438.

Saunders C., Gordon M., Righini C., Pedersen H. F., Rask C. U., Burton C., Frostholm L. (2024): Participatory design of bodysymptoms.org: An interactive web resource to explain multisystem functional somatic symptoms.
J Psychosom Res. 2024 Aug;183:111827.

Schneider A., Donnachie E., Zipfel S., Enck P. (2021): Patients With Somatoform Disorders Are Prone to Expensive and Potentially Harmful Medical Procedures – Results of a Retrospective Cohort Study Over 15 Years. Dtsch Arztebl Int. 2021 Jun 25;118(25):425–431.

Shipston-Sharman O., Popkirov S., Hansen C. H., Stone J., Carson A. (2021): Prognosis in functional and recognised pathophysiological neurological disorders – a shared basis. J Psychosom Res. 2021 Nov 20;152:110681.

Sletvold J. (2012): Training analysts to work with unconscious embodied expressions: theoretical underpinnings and practical guidelines. Psychoanal Dial. 2012; 22:410–29.

Thompson E. (2007): Mind in life. Biology, phenomenology, and the sciences of mind. Cambridge, MA: The Belknap Press of Harvard University Press.

Torres M. E., Löwe B., Schmitz S., Pienta J. N., Van Der Feltz-Cornelis C., Fiedorowicz J. G. (2021): Suicide and suicidality in somatic symptom and related disorders: A systematic review. J Psychosom Res. 2021 Jan;140:110290.

Van den Bergh O., Witthöft M., Petersen S., Brown R. J. (2017): Symptoms and the body: Taking the inferential leap. Neurosci Biobehav Rev. 2017 Mar;74(Pt A):185–203.
Wakefield J. C. (2012): Der Begriff der psychischen Störung: an der Grenze zwischen biologischen Tatsachen und gesellschaftlichen Werten. In: Schramme T (Hrsg.): Krankheitstheorien. Frankfurt a. M.: Suhrkamp, S. 239–262.
Wakefield J. C. (2014): The biostatistical theory versus the harmful dysfunction analysis, part 1: is part-dysfunction a sufficient condition for medical disorder? J Med Philos. 2014 Dec;39(6):648–82.
Wijenberg M. L., Stapert S. Z., Köhler S., Bol Y. (2016): Explaining fatigue in multiple sclerosis: cross-validation of a biopsychosocial model. J Behav Med. 2016 Oct;39(5):815-22.
Wittchen H. U., Jacobi F., Rehm J., Gustavsson A., Svensson M., Jönsson B., Olesen J., Allgulander C., Alonso J., Faravelli C., Fratiglioni L., Jennum P., Lieb R., Maercker A., van Os J., Preisig M., Salvador-Carulla L., Simon R., Steinhausen H. C. (2011): The size and burden of mental disorders and other disorders of the brain in Europe 2010. Eur Neuropsychopharmacol. 2011 Sep;21(9):655–79.
Wu A., March L., Zheng X., Huang J., Wang X., Zhao J., Blyth F. M., Smith E., Buchbinder R., Hoy D. (2020): Global low back pain prevalence and years lived with disability from 1990 to 2017: estimates from the Global Burden of Disease Study 2017. Ann Transl Med. 2020 Mar;8(6):299.
Zahavi D. (2010): Minimal self and narrative self: a distinction in need of refinement. In: Fuchs T., Sattel H., Henningsen P. (Hrsg.). The embodied self. Dimensions, coherence and disorders. Stuttgart: Schattauer, S. 3–11.
Zipfel S., Herzog W., Kruse J., Henningsen P. (2016): Psychosomatic Medicine in Germany: More Timely than Ever. Psychother Psychosom. 2016;85(5):262–9.

Über den Autor

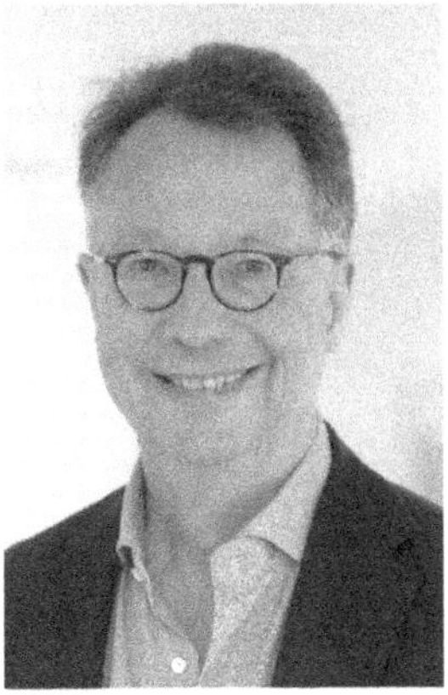

Foto: S. Willax

Peter Henningsen, geb. 1959, FA für Psychosomatische Medizin und Psychotherapie sowie für Neurologie und Psychiatrie, Direktor der Klinik für Psychosomatische Medizin am Klinikum rechts der Isar der TU München, Sprecher der Ltd. Hochschullehrer Psychosomatik, Dekan der Fakultät für Medizin der TUM 2010–2019, Mitglied im Medizinausschuss des Wissenschaftsrats, Mitglied der Wiss. Leitung der Lindauer Psychotherapiewochen seit 2011.

Wissenschaftlicher Schwerpunkt: funktionelle Körperbeschwerden. Letzte Buchveröffentlichung: Allgemeine Psychosomatische Medizin. Krankheiten des verkörperten Selbst im 21. Jahrhundert. Springer-Verlag 2021.